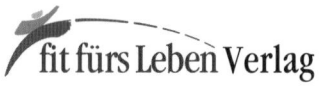

GESUNDHEIT

Dr. Hilmar Burggrabe

Balance-Fasten

Ganzheitliches Konzept einer jahrtausendealten Tradition

Mit einem Vorwort von Dr. med. Françoise Wilhelmi de Toledo

© Fit fürs Leben Verlag in der NaturaViva Verlags GmbH,
71256 Weil der Stadt, 2012.
4 3 2 1 | 2015 2014 2013 2012

Titelbild: iStockphoto/Forest Woodward
Bildnachweis für weitere Fotos im Buch auf Seite 203

Titelgestaltung: Julia Graff, Design & Produktion, Stuttgart
Satz: Erich Schuhmacher, Magstadt
Druck: AZ Druck, Kempten
Printed 2012 in Germany
Druck auf chlorfrei gebleichtem FSC®-Papier aus Rohstoffen
aus nachhaltiger Forstwirtschaft
ISBN 978-3-89881-532-1

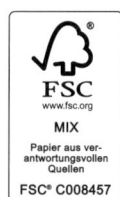

FSC
www.fsc.org
MIX
Papier aus ver-
antwortungsvollen
Quellen
FSC® C008457

Hinweise
Die gesundheitlichen Hinweise in diesem Buch wurden sorgfältig recherchiert und nach bestem Wissen und Gewissen wiedergegeben. Die Informationen ersetzen aber in keinem Fall den Rat und die Hilfe eines erfahrenen Arztes oder Heilpraktikers. Verlag und Autor übernehmen keine Haftung für Schäden, die sich durch unsachgemäße Anwendung der dargestellten Methoden ergeben, und übernehmen auch keinerlei Verantwortung für medizinische Forderungen.

Quellen und Literaturhinweise sind als hochgestellte Ziffern im Text vermerkt.

Balance-Fasten® ist ein von Dr. Hilmar Burggrabe – Partner für Gesundheitsbildung – eingetragenes Markenzeichen. Das aktuelle Fastenkursangebot kann unter www.dr-burggrabe.de/urlaub.html abgerufen werden.

■ Inhaltsverzeichnis

■ Vorwort

Wahre Innovationen kommen oft von Menschen aus ganz fach-
fremden Branchen, die frei von Betriebsblindheit einen frischen Blick auf ein Verfahren werfen. So kam Hilmar Burggrabe
als ursprünglicher Ingenieur der Fachrichtung konstruktiver
Ingenieurbau „Crossing the Border", in die Gesundheits-, Er-
nährungs- und Fastenszene. Im Gepäck brachte er fundierte
Kenntnisse der Fachbereiche Mathematik, Atomphysik und
Jura mit. Er wusste, wie man Brücken, Türme, Riesenzelte und
Schwimmhallen baute. Seine Erfahrungen in Lehre und Forschung, im In- und Ausland wie z.B. in Birma, dem heutigen
Myanmar, waren sehr wertvoll für seine neue Berufsaus-
richtung.
Hilmar Burggrabe hat die Vermittlung von Fasten und natur-
heilkundlichen Grundlagen mit der Konsequenz des Ingenieurs
organisiert und gibt unermüdlich sein Wissen weiter. Die
Fastenlehre kam für ihn ursprünglich von Dr. Hellmut Lützner,
der sie selber von Dr. Otto Buchinger in Überlingen und
Professor Herbert Krauss in Berlin gelernt hatte. Dr. Hellmut
Lützner und Hilmar Burggrabe entwickelten zusammen mit
den engsten Kolleginnen und Kollegen die Deutsche Fasten
Akademie, aus der vor ein paar Jahren der Berufsverband
Fasten und Ernährung hervorging. Hilmar Burggrabe ist ein
begeisternder Pädagoge und authentisch. Auch alle seine son-
stigen Begabungen lässt er einfließen: seine künstlerische
Ader, seine Kenntnisse über Vogelstimmen, er ist Hobbyfotograf
und liebt Musik und Natur. Er ist ein Mensch, der die Diätetik
auch als eine Diätetik der Seele lehrt und praktiziert. Er unter-
richtet und berät mit der Sicherheit des Ingenieurs und der
inneren Sammlung, die durch lange Fastenselbsterfahrung
nach Jahrzehnten entsteht. Für einen Ingenieur ist die Statik

wichtig, so nannte er sein nun vorliegendes Buch „Balance-Fasten". Dieses enthält seine langjährige Erfahrung in der Fastenleitung und viele humorvolle Anekdoten. Es ist didaktisch sehr klar aufgebaut, dabei gewahr, die Lehre nicht zu verwässern und es möchte Menschen helfen, Fehler zu vermeiden. Dieses Buch vermittelt wichtiges, auf praktische Erfahrung beruhendes Wissen, das nicht in den medizinischen Fakultäten gelehrt wird und doch wesentlich für ein erfülltes Leben ist. Es unterstützt Menschen, die ihre Gesundheit verbessern wollen, die ihre eigenen Heilungskräfte aktivieren möchten. Das vorliegende Buch gibt die Gebrauchsanweisung zum Glück aus dem alltäglichen Einfachen und für tiefe Erfahrungen. Es lehrt Aufmerksamkeit für die Körpersprache und hilft, die Furcht vor dem Fasten durch Freude daran zu ersetzen.

Dr. med. Françoise Wilhelmi de Toledo,
Vorstand der Ärztegesellschaft Heilfasten und Ernährung e.V.

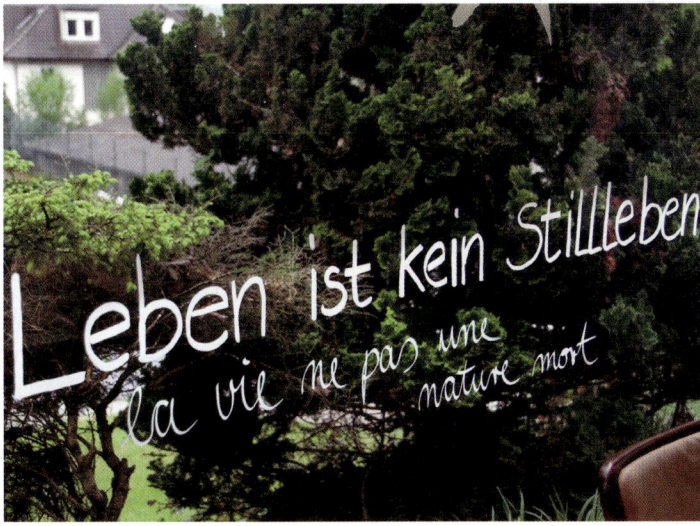

■ Einführung

Zugegeben, es gibt schon viele Fastenbücher auf dem Markt. Die einen beschreiben die verschiedenen Fastenmethoden, die anderen setzen sich mit den Wirkungen des Fastens auf den verschiedensten Ebenen auseinander. Was die Methoden angeht, so hat sich die klassische nach Dr. Otto Buchinger und Dr. med. Hellmut Lützner (im Folgenden „Fasten nach Buchinger/ Lützner" genannt) am stärksten durchgesetzt. Daneben werden noch viele Varianten angeboten werden, die in ihrer Form nicht zum genau definierten Fasten gehören. Hier wird zum Teil das beliebte Modewort „Fasten" aus werbetechnischen Gründen missbraucht. Wenn ich in diesem Buch von Fasten spreche, wird immer das Fasten nach Buchinger/Lützner (siehe S. 12 ff.) zugrundegelegt. Als aktiver Dozent und Ausbilder von Fastenleitern und Fastenleiterinnen arbeite ich seit 1985 mit Dr. med. Hellmut Lützner und weiteren Fastenärzten eng zusammen und beobachte zwei Dinge: Einerseits besteht die Gefahr, die Methodenbeschreibungen nicht ernst zu nehmen und individuell zu verändern, andererseits werden die ganzheitlichen Aspekte des Fastens vernachlässigt, indem seine Zielsetzung nur auf z.B.

■ Fasten wirkt nicht nur auf körperlicher, sondern auch auf geistig-seelischer Ebene. ■

Abnehmen, Entschlacken, Meditationsbegleitung, soziales Fasten usw. eingeengt wird. Betrachtet man das Fasten nur unter diesen und vielen weiteren Einzelaspekten, so verliert es seinen ganzheitlichen Wert. Fasten hat viele Dimensionen: Es wirkt zunächst rein körperlich, wozu Gewichtsabnahme, „Entschlacken", Immunstärkung etc. gehören. Eine weitere Dimension ist aber der seelisch-geistige Bereich, der religiöse Fragen genauso mit einbezieht wie das Suchen nach der eigenen Mitte, dem eigenen Ich. Nicht zu vergessen die menschlich-soziale Dimension, die sich dem Mitmenschen, aber auch der Umwelt und dem Naturerleben zuwendet, und dabei hilft, den eigenen

Standort im ganzheitlich betrachteten naturgesetzlichen Geschehen wieder zu finden.

Die Integration all dieser Aspekte kann uns zurückführen in eine Lebensbalance, die uns mit Gesundheit und hoher Lebensqualität beglückt.

Viele Anbieter von Fastenkursen wie Kirchen, Klöster, Vereine, aber auch Einzelpersonen bieten solche Fastenzeiten mit speziellem spirituellem Schwerpunkt an. Fasten und Exerzitien, Fasten und Zen-Meditation, Fasten und Bibelkunde, Fasten und Yoga sind nur einige Beispiele. Dabei stellen die leitenden Personen oft fest, dass Teilnehmer den beschriebenen Meditationsanweisungen nicht in der Tiefe folgen können, sodass das Erleben oft an der Oberfläche bleibt. Der Grund hierfür liegt meist darin, dass die körperliche Seite des Fastens vernachlässigt wird. Sie bildet aber die Grundlage für alle weiterführenden Erlebnisse im seelischen wie auch geistigen Bereich. Wenn der Körper sich nicht „frei" fasten kann, weil Fehler bei der Durchführung gemacht werden, sind die Teilnehmer im körperlichen Bereich gefangen und beschäftigen sich zwangsweise nur mit diesen Problemen, die von der Leitung gar nicht angesprochen, geschweige denn gelöst werden, und können sich nicht wie geplant in die seelisch-geistigen Bereiche entfalten. Die richtige Durchführung des Fastens im körperlichen Bereich ist auch hier eine wesentliche Grundlage und Voraussetzung – sie macht alles leichter.

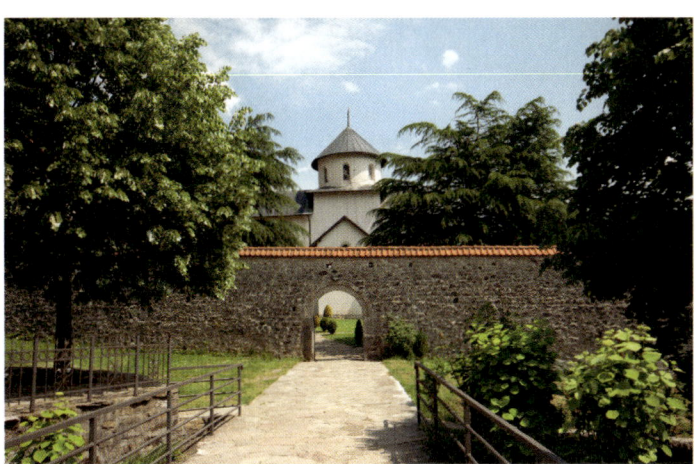

■ Ob im Kloster oder zu Hause – zum Fasten gehören innere und äußere Ruhe. ■

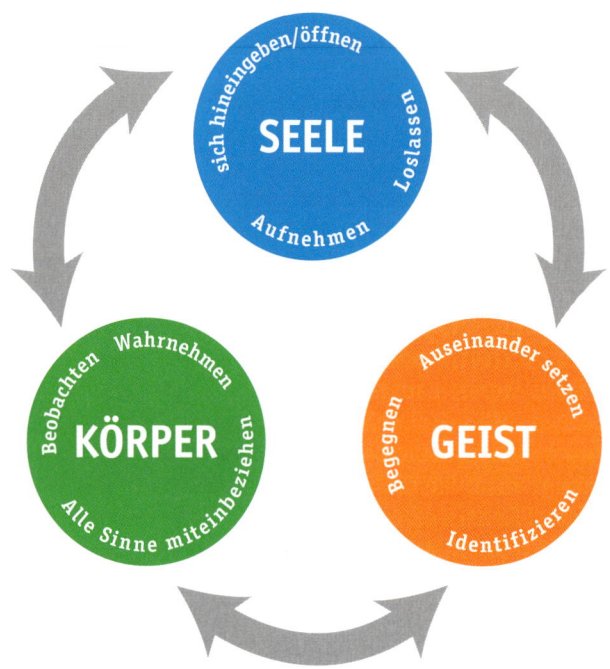

Seele:
▷ Gleichgewicht finden
▷ Regeneration von see-
  lischen Verletzungen
▷ Erfahrung innerer
  Balance
▷ in Einklang mit sich,
  mit seiner Umgebung
  und mit der Umwelt
  kommen
▷ zu sich finden
▷ Spannungen lösen
▷ Vertrauen zu sich
  gewinnen
▷ neue Maßstäbe setzen
▷ Zutrauen in die eige-
  nen Kräfte gewinnen
▷ Fasten und beten/
  meditieren

Körper:
▷ Aktivierung der
  Selbstheilungskräfte
▷ Neuordnung der
  Körperfunktionen
▷ Entleerung belas-
  tender gefüllter
  Speicher
▷ therapeutischer
  Ansatz
▷ Erlernen von Esskultur
▷ Gewichtsreduktion

Geist:
▷ Klarheit, Wachheit,
  Achtsamkeit
▷ Probleme erkennen
▷ Probleme lösen
▷ Sehnsucht nach Stille
▷ Entschleunigt wach
  werden
▷ Gegenpol zur Hektik
  entwickeln/verlang-
  samen
▷ Kreativität, neue
  Einfälle, Impulse
▷ neue
  Weichenstellungen
  fürs Leben durch-
  spielen und setzen
▷ Unabhängigkeit
  erfahren

Dieses Buch erfindet oder beschreibt das Fasten nicht neu, es kann aber dabei helfen, das Fasten richtig und umfassend in der Praxis umzusetzen. Es werden leider viele Fehler gemacht, die dazu führen, dass die Fastenzeiten nicht zu dem Erlebnis-Hochgenuss werden, die sie eigentlich sind. Die von mir entwickelte Fehlerdiagnostik ist daher sowohl für Neulinge auf diesem Gebiet als auch für Fastenerfahrene nützlich.

Hier sind meine langjährigen Erfahrungen und Erlebnisse aus Fastenseminaren und Ausbildungen zusammengetragen, die teils unglaublich erscheinen, teils erheitern, aber auch betroffen machen und zeigen, wozu die Selbstheilungskräfte des Körpers fähig sind, wenn man ihnen durch das Fasten den nötigen Freiraum und die Gestaltungsenergie bietet. Vielen gelang danach eine völlig neue Lebensgestaltung, es waren Weichenstellungen mit neuen, glückbringenden Lebenserfahrungen, Impulse zur Änderung von Gewohnheiten – auf welchem Gebiet auch immer. Sie zeigen, was mit Fasten erreicht werden kann und zu welchen Leistungen der Körper während einer solchen Phase in der Lage ist. Mögen diese Schilderungen nach der Lektüre auch bei Ihnen die Motivationsenergie freisetzen, die neugierig macht, das Fasten zu wagen, und die neues Vertrauen zur Lebensintelligenz unseres Körpers schaffen, die alle Vorgänge optimal lebenserhaltend zu steuern in der Lage ist.

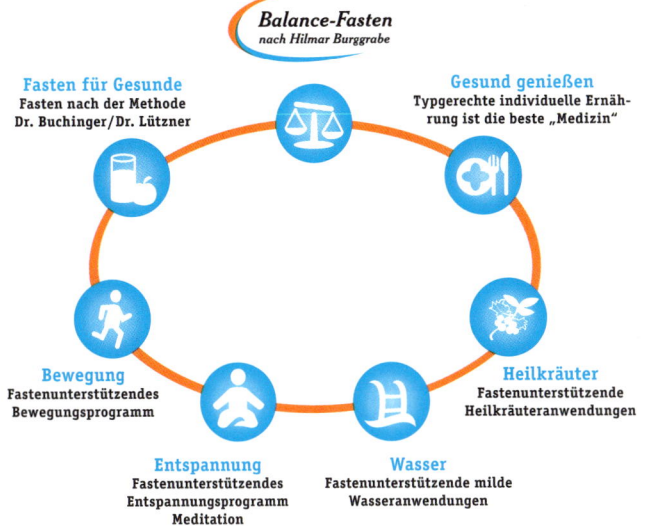

■ Sieben-Tage-Fasten für Gesunde

Als Grundlage für alle weiteren Ausführungen wird hier eine übersichtliche Kurzfassung des richtigen Verlaufs einer Fastenwoche nach der Methode Dr. Buchinger/Dr. Lützner wiedergegeben. Die einzelnen Punkte werden – soweit notwendig – in den weiteren Ausführungen des Buches behandelt (siehe Seitenhinweise).

Zumindest Anfängern ist zu empfehlen, das Fasten in einer Gruppe vor Ort oder auch in den Ferien unter Anleitung ausgebildeter und zertifizierter Fastenleiter kennenzulernen, um es dann später in Eigenregie richtig und gut durchführen zu können. Das Folgende bezieht sich auf Gruppenveranstaltungen in den Ferien, deren Vorgaben aber sehr leicht auf die Verhältnisse im privaten Rahmen übertragen werden können. Empfehlenswert ist es, den Beginn einer solchen Fastenwoche auf den Samstag zu legen (Anreisetag), sodass jeder zur Ruhe kommen kann und Zeit für sich bleibt. Zu Hause heißt das, dass man diesen Einstimmungstag schon etwas von den sonst üblichen Pflichten befreit. Es ist sinnvoll, bereits einige Tage (sogenannte Entlastungstage) vor dem eigentlichen Fastenbeginn Verpflichtungen zurückzunehmen und den Verzehr von Genussmitteln wie Kaffee, Alkohol und Tabak zu unterlassen, da dies während der Fastenzeit eine Gegenindikation bedeuten könnte.

Er dient der Einstimmung und Vorbereitung, es wird noch gegessen, aber leichter und weniger. Dafür wird mehr getrunken (Wasser und Kräutertee). Und er soll uns vom Stress des Alltags, vom Fernsehen, von Informationsflut usw. entlasten.

■ **Erster Tag**
(Sonntag):
Entlastungstag

Morgens vollständige Darmentleerung zum Anfang, in der Regel mit Glaubersalz. Hiermit wird dem Körper das eindeutige Signal gegeben, dass es ab jetzt nicht weniger, sondern gar nichts mehr zu essen gibt. Je deutlicher dieses Signal ist, desto schneller schaltet er von der Energieversorgung von außen (Energieprogramm I) auf Energieversorgung von innen (Energieprogramm II) um. Mit dem gewünschten Ergebnis, dass ab dann keine Hungergefühle mehr auftreten (s. auch Seite 15 f.).

■ **Zweiter Tag**
(Montag):

Ab jetzt gibt es die so genannte **„Fastenverpflegung"**
Morgens: reines, stilles Wasser[a] und/oder Kräutertee
Mittags: Gemüsebrühe (¼ l)
Abends: Obst- oder Gemüsesäfte (¼ l), mit reinem, stillem Wasser verdünnt
Über den ganzen Tag verteilt: reines Wasser und Kräutertee, sodass insgesamt eine tägliche Flüssigkeitsmenge von 2–3 l zugeführt wird. Ebenso über den Tag verteilt können 1–2 Zitronen in Form von Zitronenschnitzen zur Unterstützung des Basenhaushalts[b] ausgelutscht werden. Zur Unterstützung des Fettstoffwechsels können zusätzlich über den Tag verteilt 1–2 gestrichene TL Honig[c] verabreicht werden.
Für die ganze Fastenzeit gilt, dass auf feste Nahrung und auch auf Genussmittel jeglicher Art verzichtet wird.

---

a Flüssigkeit ist die „Hauptnahrung" beim Fasten. Deshalb sollte auch hier auf Qualität geachtet werden. Das Wasser unterstützt dabei in erster Linie die Ausscheidung der wasserlöslichen ausscheidungspflichtigen Stoffe über die Nieren. Am besten erfüllt es diese Aufgabe, wenn es möglichst frei von begleitenden Inhaltsstoffen ist (siehe auch Seite 38). Weiterführende Informationen zu diesem Thema sind im Buch „Trinkwasser & Säure-Basen-Balance" nachzulesen (vom selben Autor erschienen in der NaturaViva Verlags GmbH, ISBN 978-3-935407-05-2).
b Obwohl die Zitrone sauer schmeckt, wirken die bei der Verstoffwechslung (Zitronensäurezyklus) frei werdenden organisch gebundenen Mineralsalze der Zitrone im Körper basisch.
c Fette, die ja beim Fasten besonders stark abgebaut werden, verbrennen im Feuer der Kohlenhydrate. Sind diese durch eine kalorienarme Ernährung im Mangel, entstehen im Stoffwechsel zusätzliche Ketone, die eine Säurebelastung darstellen. Dies wird durch die Einnahme von etwas Honig verhindert.

■ Zweiter bis fünfter Tag (Montag bis Freitag): Neben der oben erwähnten Fastenverpflegung werden folgende **Aktivitäten während der Fastentage** empfohlen:
▷ Bewegung und Ruhe im Wechsel
▷ Fastenunterstützende Maßnahmen wie Körperbürsten (s. Seite 96 f.), Wasseranwendungen nach Kneipp (s. Seite 107 ff.), feuchtwarme Leberwickel jeweils nach dem „Mittagessen" (s. Seite 102)
▷ harmonische Atmosphäre
▷ tägliche Fastengespräche

■ Sechster Tag (Samstag): Fastenbrechen (Ende des Fastens), in der Regel mit dem bewussten Genuss eines Apfels (s. Seite 44 ff.).

■ Siebter und weitere Tage: Sorgfältiger und langsamer Kostaufbau über einen Zeitraum, der mindestens ein Drittel der Fastenzeit beträgt (wenn möglich vier Tage). Entsprechende Rezeptideen sind ab Seite 50 aufgeführt.

Danach Einstieg in eine genussvolle Vollwert-Ernährung (nach der Gießener Formel[d]) oder in andere, vitalstoffreiche Kostformen.

Begriffserläuterung: Heilfasten – Fasten für Gesunde

Die Unterscheidung der beiden Begriffe sieht Dr. med. Hellmut Lützner als wichtig an. Für ihn ist es die Möglichkeit, das von einem Arzt eingesetzte therapeutische Fasten (Heilfasten) in **■ Fasten für Gesunde ist eine persönliche Erfahrung und steht in der Verantwortung jedes Einzelnen. ■** oder außerhalb der Klinik vom Fasten in der Laienbewegung ohne gezielten therapeutischen Einsatz zu unterscheiden. Das **Fasten für Gesunde** ist dabei für Menschen gedacht, die sich gesund fühlen und nicht abhängig sind von einer ärztlich verschriebenen regelmäßigen Medikamenteneinnahme. Für Menschen mit manifesten Krankheitssymptomen ist eine Teilnahme an solchen Fastengruppen nicht geeignet. Dieses Fasten ist ein

---

d　Die Gießener Formel stellt eine wissenschaftlich anerkannte Definition der Vollwert-Ernährung dar, die in den 1980er-Jahren von einer Arbeitsgruppe um Prof. Dr. Claus Leitzmann in Gießen erarbeitet und im Standardwerk der Vollwert-Ernährung[32] veröffentlicht wurde.

Impuls zur Veränderung des eigenen Lebensstils auf den verschiedensten Ebenen. Zeitlich sollte es auf maximal 14 Tage begrenzt sein.

Beim **Heilfasten** wird das Fasten nach dieser Definition als Therapie im Sinne eines klassischen Naturheilverfahrens in einer Fastenklinik oder begleitet durch einen fastenerfahrenen Arzt eingesetzt. Diese Maßnahme steht in der Verantwortung des Arztes und setzt bei ihm eine Fachausbildung als Fastenarzt voraus. Es kann auch als Langzeitfasten, das länger als 14 Tage dauert, eingesetzt werden.

Wie in der Einführung beschrieben, hat das Fasten ganz allgemein neben der gesundheitlichen noch weitere, für das Leben wichtige Dimensionen. Ganzheitlich betrachtet führt es auf vielen weiteren Gebieten unseres Lebens zum Ausgleich, zum Finden der Mitte, zur Heilung. Insofern ist es durchaus nachzuvollziehen, **in jedem Fasten auch ein Heilfasten zu erkennen – und es auch so zu benennen –**, da es zu einer **höheren Lebensqualität** beiträgt, was zu einem **Heil des Körpers und der Seele** führt.

■ Sowohl beim Fasten für Gesunde als auch beim Heilfasten kommt die Methode des Fastens nach Buchinger/Lützner zum Einsatz. ■

Methoden des Fastens und strenger Diätetik

Auch das Fasten ist vom Methodenstreit nicht verschont geblieben, haben sich doch in den letzten zwei Jahrhunderten verschiedene Fastenarten herauskristallisiert, die alle ihre Anhänger fanden. Die Qual der Wahl bleibt also auch auf diesem Gebiet keinem erspart. Um sie besser treffen zu können, hier ein paar grundlegende Überlegungen.

Zunächst ist zu definieren, was wir unter Fasten verstehen. Dies wurde in einer in erster Linie aus Fastenärzten zusammengesetzten Expertengruppe der Ärztegesellschaft Fasten und Ernährung (ÄGHE) erarbeitet und in einer wissenschaftlichen Zeitschrift[26] gemeinsam veröffentlicht. Die dort getroffenen Definitionen gelten als allgemein anerkannt: Kurz gefasst bedeutet Fasten dabei den Verzicht auf jegliche feste Nahrung und Zufuhr von nur flüssiger Nahrung in Form von Wasser, Tee, Säften, Brühen, usw. Die Energiezufuhr sollte pro Tag geringer als 450 kcal sein. Nur dann kann der Körper sein Energieprogramm von äußerer Energieversorgung (Programm I) auf

■ Das Fasten mit Umschalten des Körpers auf Energieprogramm II setzt eine Energiezufuhr von weniger als 450 kcal voraus. ■

innere Energieversorgung (Programm II), also aus den eigenen körperlichen Depots, umschalten. Im normalen Leben steuert der Körper die Energiezufuhr von außen über Hungergefühle, während er beim Programm II diese Hungersignale nicht mehr benötig, da er im Grunde keine Energiezufuhr von außen mehr erhält. Die detaillierte Beschreibung der dann eintretenden physiologischen Vorgänge im Körper sind ab Seite 31 beschrieben. Das Fasten ist also nach diesen Definitionen immer mit dem Umschalten des Körpers vom Energieprogramm I auf das Energieprogramm II verbunden, bei dem kein Hunger auftritt.

Die heutzutage verwendeten Begriffe für die Bezeichnung der verschiedenen Kuren sorgen für einige Verwirrung. So werden manche Reduktionskuren, bei denen der Anwender ganz klar im Energiezustand I verbleibt (also auch Hungersignale bekommt), als Fastenkuren bezeichnet, möglicherweise aus werbetechnischen Gründen. Die folgenden Darstellungen erlauben durch ihre übersichtliche Struktur einen schnellen Zugang zu den gegebenen Informationen. Ihre Durchführung und ihre Wirkungsweise werden ebenso erläutert wie die Vor- und Nachteile für jeden Einzelnen, sodass individuelle Entscheidungen möglich werden. Wesentlich sind Nahrungsaufnahme, Energiezufuhr, Nährstoffzufuhr, der körpereigene Eiweißverlust (bezogen auf vier Wochen; siehe dazu auch Seite 19) und eine bewertende Stellungnahme – sofern dies möglich ist.

■ Fastenmodelle und Kuren im Sinne einer strengen Diätetik

Nicht alles, was als „Fasten" bezeichnet wird, kann auch streng genommen darunter zusammengefasst werden. Zur übersichtlichen Abgrenzung sind daher zunächst die Fastenmodelle aufgeführt, danach folgen die Kuren.

Totales oder Null-Fasten

Das totale Fasten wurde im klinischen Bereich von Prof. Dr. H. Ditschuneit (Universität Ulm) für die Behandlung von sehr stark übergewichtigen Personen (Adipositas-Kranke) entwickelt und durchgeführt.

Quellwasser Mineralwasser ▷ insgesamt ca. 3 l/Tag Ungesüßter Tee	■ Nahrungs- aufnahme:
0 kcal	■ Energiezufuhr:
ursprünglich keine, bei langem Fasten werden Mineralstoffe zugeführt	■ Nährstoff- zufuhr:
ca. 1150 g/vier Wochen	■ Körpereigener Eiweißverlust:

Auf Bewegungskomponenten und Darmreinigung wurde kaum Wert gelegt, da der Maßstab für den Erfolg die Gewichtsreduktion des Patienten war. Auf Dauer hat sich diese Methode auch im Klinikalltag nicht bewährt, da sie mit keinem nachhaltigen Erfolg verbunden war (kein Lerneffekt für den Alltag). Daher wurde wieder Abstand von dieser Methode des totalen Fastens genommen.

Dennoch gibt es Menschen, die diese Methode zu Hause durchführen, nach dem Motto: „Wenn schon fasten, dann konsequent!" Alle, die mir von solchen, selbst durchgeführten totalen Fastenkuren berichteten, bestätigten mir immer, dass sie teilweise schwerwiegende Unpässlichkeiten während dieser Zeit in Kauf nehmen mussten und dieses als völlig normal ansahen. Hinzu kommt, dass ohne begleitende Maßnahmen wie u. a. Bewegung, Darmreinigung und die Haut als wichtiges Ausscheidungsorgan mit zu nutzen die stoffwechselentlastende Wirkung hier nur schwach ausfällt. Ich empfehle daher diese Methode für die Durchführung zu Hause nicht.

Kombiniertes Fasten nach Buchinger/Lützner mit Obst- und Gemüsesäften

■ **Nahrungs-aufnahme:** Morgens Kräutertee mit etwas Honig
Mittags ¼ l Gemüsebrühe,
möglichst ohne Salz
Nachmittags Kräutertee mit etwas Honig
Abends ¼ l Obst- **oder** Gemüsesaft
Über den Tag 1–2 Zitronen, Quell- oder
Mineralwasser
▷ mindestens 2–3 l Flüssigkeit

■ **Energiezufuhr:** ca. 250 kcal

■ **Nährstoff-zufuhr:** 2–3 g Eiweiß
30–50 g Kohlenhydrate
860 mg Kalium, 30 mg Natrium,
150 mg Magnesium
▷ aus natürlichem Ursprung der Nährstoffzufuhr

■ **Körpereigener Eiweißverlust:** ca. 850 g/vier Wochen

■ **Besonderheiten:** Gründliche Darmreinigung mit Glaubersalz (siehe Seite 32 f.) vor Beginn und regelmäßige Einläufe während des Fastens. Mittagsruhe mit heißfeuchter Leibauflage in Lebergegend (Leberwickel, siehe Seite 102).

Der Eiweißabbau dient dem therapeutischen Effekt. Durch parallel durchgeführtes, intensives Bewegungsprogramm wird der Abbau von Muskeleiweiß auf ein Minimum begrenzt. Der ganzheitliche Ansatz wirkt auf Körper, Seele und Geist.

Diese Fastenmethode nach Buchinger/Lützner hat sich nach jahrzehntelanger Erfahrung auch in Fastenkliniken als eine der wirkungsvollsten Methoden bewährt. Sie liegt auch dem hier definierten Balance-Fasten zugrunde und steht bei den Empfehlungen an erster Stelle (ausführliche Informationen ab Seite 30 ff.).

Das Hildegard-Fasten

abgekochtes Wasser[e]
Tee
▷ 2–3 l/Tag
■ Nahrungsaufnahme:

Klare Gemüsebrühe mit Dinkelkörnern als Grundlage und Galgant u. a. als wesentliches Gewürz (Unterstützung für Galle, Leber, Magen-Darm)
Dinkelkaffee erlaubt

ca. 200 kcal
■ Energiezufuhr:

2–3 g Eiweiß
20–50 g Kohlenhydrate
■ Nährstoffzufuhr:

ca. 850–900 g/4 Wochen (geschätzt)
■ Körpereigener Eiweißverlust:

Statt Glaubersalz werden zu Beginn der Kur Ingwer-Ausleitungs-Kekse verwendet, während des Fastens kommen auch Darmreinigung mit Einläufen und Leberwickel zum Einsatz. Hildegard von Bingen empfiehlt zudem „Herzwein", einen alkoholischen Auszug verschiedener kreislauf-, verdauungs- und ausscheidungsunterstützender Kräuter (siehe auch Seite 124),

---

e Das Wasser wurde zu Zeiten Hildegards von Bingen aus hygienischen Gründen abgekocht. Das erübrigt sich heute. Zu empfehlen ist ein mineralstoffarmes Quell- oder Mineralwasser oder ein energetisiertes Umkehrosmosewasser (ausführliche Informationen zu Trinkwasserqualität sind im Buch „Trinkwasser & Säure-Basen-Balance" vom selben Autor nachzulesen; erschienen in der NaturaViva Verlags GmbH).

der aber kurz abgekocht wird, um die negative Wirkung des Alkohols zu vermeiden. Diese bereits vor ca. 1000 Jahren durchgeführte Methode zeigt, dass Fasten in keiner Weise eine Erfindung der Neuzeit ist.

Diese Fastenmethode kann durchaus empfohlen werden, wobei der Einstieg ins Fasten durch intensive Darmentleerung zu Beginn erleichtert wird.

Die Breuß-Kur

■ **Nahrungs-aufnahme:** ca. 1 l frischgepresster Gemüsesaft (Rote Bete) Quellwasser milde Kräutertees   ▷ ca. 3 l/Tag

■ **Energiezufuhr:** ca. 100 kcal

■ **Nährstoffzufuhr:** 2–3 g Eiweiß 20–30 g Kohlenhydrate reichlich Mineralstoffe, Vitamine, sekundäre Pflanzenstoffe[f]   ▷ aus 100 % natürlicher und lebendiger Nahrung

■ **Körpereigener Eiweißverlust:** 800–1000 g/4 Wochen (bis jetzt keine wissenschaftlichen Daten, geschätzt)

■ **Besonderheiten:** Bei der Breuß-Kur werden ausnahmslos frisch gepresste, also in hohem Maße noch lebendige, enzymhaltige Gemüsesäfte verwendet. Bevorzugt kommt Rote Bete zum Einsatz, die durch ihren roten Farbstoff und ihre Zusammensetzung einen hohen Gehalt an Antioxidanzien bietet, die u. a. für die guten Heilerfolge selbst bei Krebsleiden verantwortlich gemacht werden. Voraussetzung für die immer wieder berichteten Heilerfolge sind sicher auch die mentalen Komponenten der betroffenen Personen. Die Breuß-Kur stellt eine extreme Form des Fastens über eine Zeit von vier bis sechs Wochen dar. Sie sollte

---

f Dies sind meist nur in geringen Mengen in Pflanzen enthaltene Stoffe, die aber sehr positive anregende und ausgleichende Wirkungen auf unsere inneren Organe haben.

immer nur in Begleitung eines mit dieser Methode vertrauten Arztes durchgeführt werden.

Eiweißergänztes „Fasten" mit Formel-Diät-Präparaten

Ulmertrunk Multifast
Quellwasser oder Mineralwasser ▷ ca. 3 l/Tag
ungesüßter Tee

■ **Nahrungs-aufnahme:**

ca. 600 kcal

■ **Energiezufuhr:**

50 g Eialbumin
100 g Kohlenhydrate
990 mg Kalium ▷ Chemisch
990 mg Natrium isolierte Stoffe,
Vitamine und Mineralstoffe die in einem Mix
zusammenge-
führt werden

■ **Nährstoff-zufuhr:**

440 g/4 Wochen

■ **Körpereigener Eiweißverlust:**

Bei dem auf Seite 17 f. beschriebenen Null-Fasten befürchtete man bei dem damit verbundenem hohen Eiweißverlust, dass hier essenzielle, also lebensnotwendige Eiweiße in Mitleidenschaft gezogen werden könnten (s. auch Seite 19). Man suchte daher nach Methoden, diesen Eiweißverlust zu verringern. Hierfür entwickelte Prof. Dr. H. Ditschuneit in Ulm die sogenannten Formel-Diät-Präparate. Sie werden in Apotheken unter dem Namen „Ulmertrunk Multifast" angeboten.

■ **Besonderheiten:**

Das Ziel, den Eiweißverlust zu verringern, wird hier zwar erreicht, jedoch wird die entlastende, heilende Wirkung des Fastens im ganzheitlichen Sinne verringert. Die Gewichtsabnahme steht beim eiweißergänzten Fasten mithilfe von Formula-Diäten im Vordergrund. Problematisch ist auch, dass kein Lerneffekt in Richtung einer Veränderung der Lebensgewohnheiten nach Beendigung der Kur verbunden ist. Sie ist insofern nicht nachhaltig und es besteht vielmehr die Gefahr des bekannten Jo-Jo-Effekts.

Eiweißergänztes Fasten mit Molke

■ **Nahrungs-
aufnahme:**
1 l Diät-Kurmolke
Quellwasser oder Mineralwasser   insgesamt
ungesüßter Tee   3 l/Tag

■ **Energiezufuhr:**   390 kcal

■ **Nährstoff-
zufuhr:**
30 g Eiweiß (Albumin, Globulin)   dies sind alles
52 g Laktose (Milchzucker)   molkeeigene
10 g Milchsäure (90 % L+)   Stoffe und
1700 mg Kalium, 400 mg Natrium,   natürlichen
30 mg Magnesium   Ursprungs!
Vitamine, Mineralstoffe

■ **Körpereigener
Eiweißverlust:**
240 g/4 Wochen

■ **Besonderheiten:**   Nahezu zeitgleich zum „Ulmertrunk" entwickelte der Arzt
Dr. Helmut Anemueller das eiweißergänzte Fasten mit Molke.
Aus den Forschungsergebnissen von Prof. Dr. H. Ditschuneit war
bekannt, dass 33 g Eiweiß pro Tag für einen gesunden Menschen
ausreichen, um seinen Eiweißbedarf auch im täglichen Leben
zu decken. Auf dieser Grundlage entwickelte Dr. Anemueller
eine Kur, bei der pro Tag 30 g Eiweiß zugeführt wurden.
Seine Diät-Kurmolke zeichnet sich dadurch aus, dass er den
natürlichen Eiweißgehalt der Molke von 8 g/l durch zusätzli-
ches Anreichern von Molkeeiweiß auf 30 g erhöhte. Die zugeführten Eiweiße Albumin und Globulin besitzen eine hohe biologische Wertigkeit (siehe Seite 172 f.). Diese Molke zeichnet
sich außerdem dadurch aus, dass ihr Kalium-Natrium-Verhältnis
mit 4:1 sehr günstig[g] ist.
Dennoch ist auch bei dieser Kur der physiologische Entlas-
tungsprozess aus ganzheitlicher Sicht gebremst. Für Menschen,
die eventuell unter Eiweißmangel leiden, ist sie aber als

g   Kalium (wirkt wasserausscheidend) und Natrium (wirkt wasserbindend) sind
als sogenannte Elektrolyte für den Wasserhaushalt im Körper verantwortlich.
Das Verhältnis Kalium zu Natrium in der Nahrungszufuhr sollte daher mindestens 2:1 betragen.

Abnehm- und Entlastungsmaßnahme zu empfehlen. Zur Einleitung empfiehlt sich auch hier eine gründliche Darmentleerung mit Glaubersalz. Da Molke ohnehin eine abführende Wirkung hat, erübrigen sich zum Teil während dieser Fastenkur Einläufe; sie können aber die Effektivität dieser Kur durchaus noch verbessern.

Molke-Fasten

1 l Molke
Frischpflanzensaft (Brennnessel,
Löwenzahn und Artischocke im
Wechsel, pro Tag 100 ml einer Sorte
über den Tag verteilt)
Quellwasser oder Mineralwasser
ungesüßter Tee

insgesamt
3 l/Tag

■ Nahrungs-
aufnahme:

300 kcal

■ Energiezufuhr:

8 g Eiweiß (Albumin, Globulin)
52 g Laktose (Milchzucker)
10 g Milchsäure (mehr als 90 % L+)
1700 mg Kalium, 400 mg Natrium,
30 mg Magnesium
Vitamine, Mineralstoffe

dies sind alles
molkeeigene
Stoffe und
natürlichen
Ursprungs!

■ Nährstoff-
zufuhr:

Noch nicht wissenschaftlich untersucht.

■ Körpereigener
Eiweißverlust:

Das hier beschriebene Molke-Fasten hat seinen Ursprung im Mittelalter und wurde vor allem in Bergdörfern der Schweiz angeboten, ebenso in Klöstern, wie viele Wandmalereien und Stiche bezeugen.

■ Besonderheiten:

Das zugeführte natürliche Molkeeiweiß besitzt eine sehr hohe biologische Wertigkeit (siehe Seite 172 f.). Wichtig dabei ist, dass diese Molke mit rechtsdrehenden Milchsäurebakterien hergestellt wurde und dass es sich nicht um Süßmolke, die durch Zugabe von Kälberlab gewonnen wird, handelt. Wird hierauf nicht geachtet, so entsteht eventuell die Gefahr einer

Laktazidose. Rechtsdrehende Milchsäure L+ beeinflusst zusätzlich die Darmflora positiv. Der weitere Vorteil dieser Kur ist die Kombination mit Frischpflanzensäften: Sie stellen dem Körper basische Valenzen[h] zur Verfügung, die das Säure-Basen-Gleichgewicht günstig beeinflussen und die Leber, die bei jedem Fasten die Hauptarbeit zu leisten hat, in ihrer Wirksamkeit unterstützen.

Diese Kur kann durchaus im Sinne eines ganzheitlichen Fastens empfohlen werden.

Es gibt zahlreiche Kuren, die zwar als Fastenkuren bezeichnet werden, dort aber per Definition nicht hingehören. Dennoch sollen einige dieser Kuren hier kurz beschrieben werden.

F. X.-Mayr-Kur (Mayr-Fasten)

■ **Nahrungsaufnahme:** Pro Tag wird ein 4–5 Tage altes getrocknetes Weißbrötchen entweder zur Morgen- oder zur Mittagsmahlzeit eingenommen. Es kann auch morgens und mittags je ein halbes Brötchen verzehrt werden.

½–1 l frische Milch oder
(Variante: Buttermilch)
Quell- oder Mineralwasser
Kräutertee

insgesamt mindestens
2–3 l Flüssigkeit

■ **Energiezufuhr:** ca. 600 kcal (Buttermilch: nur ca. 300 kcal)

■ **Nährstoffzufuhr:** 20–40 g Milcheiweiß
20–40 g Kohlenhydrate
15–30 g Fett (Buttermilch: kein Fett)
Vitamine und Mineralstoffe in natürlicher Form aus der Milch

■ **Besonderheiten:** Hier wird besonders darauf geachtet, dass die Brötchen so lange gekaut werden, dass ein mit dem Speichel gebildeter, flüssiger Brei entsteht. Die Milch wird getrennt davon schluckweise zu-

---

h Basische Valenzen sind Inhaltsstoffe in unserer Nahrung, die im Körper das Säure-Basen-Gleichgewicht in Richtung basisch günstig beeinflussen. In erster Linie zählen hierzu Mineralstoffe und Mineralsalze.

geführt und ebenfalls durch Kaubewegungen mit Speichel vermischt. Die Mahlzeiten werden in Ruhe und Konzentration, gewissermaßen meditativ, eingenommen. Damit ist auf der einen Seite eine Essensschulung verbunden, auf der anderen Seite bedeutet diese Kur durch tägliche Einnahme von Bitter- oder Passagesalz, die für regelmäßige Darmreinigung sorgen, eine intensive Darmsanierung. Sie hat sich besonders bei Problemen im Verdauungstrakt bewährt. Es ist bedauerlich, dass in der heutigen Praxis meist die einwöchige Vorfastenkur weggelassen wird, was einen Teil der durchgreifenden, intensiven Wirkung für den Körper zurücknimmt. Dennoch ist diese Kur in jedem Fall zu empfehlen. Sie wird sowohl in dafür eingerichteten Kliniken als auch vor Ort von sogenannten Mayr-Ärzten angeboten.

Die Kur wurde von dem österreichischen Landarzt Franz Xaver Mayr seit 1925 entwickelt. In ihrer ursprünglichen Form ließ er dabei seine Patienten zunächst eine Woche lang nur mit Wasser und Tee fasten, um dann 2–3 Wochen die Semmel-Milch-Kur mit ihnen durchzuführen. Zu dieser Kur gehört eine von dafür speziell ausgebildeten Ärzten durchzuführende tägliche Darmmassage.

Die Schroth-Kur

2 kleine Trinktage pro Woche: 1 l Flüssigkeit (s. u.) 2 große Trinktage pro Woche: 2 l Flüssigkeit (s. u.) 3 Trockentage pro Woche: ½ l Flüssigkeit (s. u.)	■ Nahrungs- aufnahme:
400–800 kcal	■ Energiezufuhr:
Nur teilweise eingeschränkt	■ Nährstoffzufuhr:
Hier sind in der ursprünglichen Form der Schroth-Kur die kleinen und großen Trinktage mit Landwein als Flüssigkeitszufuhr hervorzuheben.	■ Besonderheiten:

Dies bedeutet eine nicht zu unterschätzende Belastung der Leber, da Alkoholzufuhr in allen Situationen für dieses Organ Gift bedeutet.

Der Pferdekutscher Johann Schroth (1800–1856) entwickelte in der ersten Hälfte des 19. Jahrhunderts diese Trockentag-Trinktag-Wechseldiät. Vom Getränk, Landwein, war in einer bestimmten Abfolge pro Tag ½–2 l zu trinken.

Johann Schroth hat zu seiner Zeit wohl auch deswegen den Landwein gewählt, weil es keine länger haltbaren Getränke wie Frucht- oder Gemüsesäfte gab und Wasser durch eventuelle bakterielle Belastungen die Gefahr von Infektionen mit sich brachte. Die Verringerung der Ausscheidungsfunktionen der Leber durch den zugeführten Alkohol kompensierte Schroth durch eine allmorgendlich durchgeführte Ganzkörperpackung. Dazu werden die Kurenden morgens um 4.00 Uhr in ein kaltnasses Leinentuch gewickelt, was den Körper veranlasst, intensiv zu schwitzen. Wenn dann um 6.00 Uhr jeder wieder ausgepackt wird, ist dieser Effekt allein schon dadurch zu erkennen, dass sich das vorher weiße Leinentuch durch den ausgeschiedenen Schweiß sichtbar verfärbt hat. Diese morgendliche Ganzpackung dürfte die Voraussetzung und auch der Grund dafür sein, dass auch bei dieser Kur eine entlastende Wirkung einschließlich Gewichtsabnahme erreicht werden kann.

In ihrer modernen Modifikation wird diese Kur in einzelnen Häusern mit Frucht- und Gemüsesäften oder mit Gemüsebrühe und Trinkmolke statt Landwein durchgeführt. Das verbessert die Wirksamkeit dieser Methode wesentlich.

> ■ Beim Schwitzen wird die „dritte Niere" (unsere Haut) dazu veranlasst, durch den Schweiß ausscheidungspflichtige Stoffe aus dem Blut abzugeben. ■

Die Kartoffeldiät

Bei der Kartoffeldiät konzentriert sich die Hauptnahrungsaufnahme auf Kartoffeln und daraus hergestellte Kartoffelgerichte, die durch verschiedenste Gemüsekomponenten mit Rohkostanteil ergänzt werden. Durch ihren hohen organisch gebunden Mineralstoffanteil – und hier besonders durch den hohen Kaliumgehalt – wirkt eine solche Kost im Körper stark basisch und flüssigkeitsausscheidend. Es wird keinerlei Salz verwendet, was aber durch die frischen und auch getrockneten Kräuter als Würze kaum auffällt. Die Kalorienzufuhr ist eingeschränkt. Auch hier wirkt es sich günstig aus, den Energieverbrauch durch Bewegungsprogramme wie z. B. Wandertouren zu erhöhen. Die Teilnehmer können während dieser Kur gut ihr Gewicht reduzieren und fühlen sich leicht und leistungsfähig.

> ■ Wichtig ist, auch hier nach Beendigung der Kur einen Nahrungsaufbau in Richtung einer sinnvollen vollwertigen Ernährung durchzuführen. ■

Reistage

Reis enthält viele Mineralstoffe, besonders Kalium, wodurch er die Wasserausscheidung des Körpers unterstützt. Diese Kur kommt durch geschicktes Würzen mit wenig Salz aus und wird durch basisch wirkendes Gemüse ergänzt. Neben der Gewichtsabnahme ist auch hier die ausscheidungsfördernde, entlastende („entschlackende") Wirkung hervorzuheben. Reistage lassen sich auch sehr gut als Einzeltage, z. B. einen Reistag in der Woche, zur Entlastung zwischenschalten. Unser Körper liebt rhythmische Reize, die für ihn ordnungsfördernde Wirkung besitzen.

Vegetabile Rohkost (Bircher-Benner)

Auch diese Kostform ist eine strenge Diät, die weniger als Dauerkost, vielmehr als zeitlich begrenzte Heilkost sinnvoll ist. Sie ist basisch konzipiert und wirkt daher wasserausscheidend und generell entlastend. Sie birgt die Gefahr einer Eiweißunterversorgung, besonders wenn auf Milchprodukte oder entsprechenden Ersatz verzichtet wird.

■ Als zeitlich begrenzte ernährungstherapeutische Maßnahme ist die vegetabile Rohkost durchaus zu empfehlen. ■

Der große Arzt Maximilian Oskar Bircher-Benner hat die vegetabile Rohkost in seiner Klinik mit großem Erfolg zur Behandlung von Zivilisationskrankheiten eingesetzt.

Basen-Fasten – die Wacker-Methode

Das Basen-Fasten nach Sabine Wacker ist eine strenge Säure-Basen-Diät mit völligem Verzicht auf Säurebildner. Da die Energiezufuhr weit über 450 kcal/Tag beträgt, ist es streng genommen kein Fasten. Basen-„Fasten" entlastet den Stoffwechsel und die Verdauungsorgane – und es regt die Säureausscheidung an. Auch das Bindegewebe wird „entschlackt", allerdings nicht im selben Maße wie beim Fasten nach Buchinger/Lützner. Basen-„Fasten" verbessert das allgemeine Wohlbefinden. Es bedeutet: Essen, genießen und dabei satt werden, denn es darf alles verzehrt und getrunken werden, was der Körper basisch verstoffwechselt.

Das Basen-Fasten ist verbunden mit folgenden Forderungen:
▷ freiwillig auf säurebildende Lebensmittel verzichten
▷ 100 % basische Kost zuführen
▷ sich Zeit lassen beim Essen (Gesundheit kann man genießen)
▷ Getränke: Quellwasser, Umkehrosmosewasser, verdünnte Kräutertees
▷ Darmreinigung alle zwei Tage (Einlauf)
▷ 30–50 Minuten Bewegung pro Tag
▷ ausreichender und geregelter Schlaf
▷ Maximaldauer der Kur: 14 Tage

■ **Folgende Regeln sind zu berücksichtigen:** Vorsicht im Umgang mit Rohkost! Rohkost und frisches Obst nur bis 14 Uhr essen, denn deren Stoffwechselprozesse belasten in vielen Fällen das Verdauungssystem.

Abendessen vor 18 Uhr.

Gemüse möglichst naturbelassen zubereiten (dämpfen oder dünsten).

Nahrungsaufnahme: So wenig wie möglich, so viel wie nötig. Durch sorgfältiges Kauen kommt das Sättigungsgefühl nach zehn Minuten. Zudem wird die Zusammensetzung des Nahrungsbreis vom Körper analysiert und die Verdauungssäfte werden u. a. durch die Bauchspeicheldrüse vorbereitet.

Es werden maximal fünf Nahrungsmittel gemischt.

Nur dezent würzen, damit die Charakteristik des Nahrungsmittels nicht verwischt wird.

Lerne, auf den Körper zu hören und nichts zu essen, worauf man keinen Appetit hat.

Nur wirklich reifes Obst ist basisch! Obst und Gemüse sollte im Verhältnis 20:80 verzehrt werden, denn Gemüse ist sehr basisch und Obst enthält, wenn es reif ist, zusätzlich Zucker, der die basische Wirkung eventuell abschwächt.

Basen-„Fasten" ist grundsätzlich frei von tierischen Produkten, von Eiweiß, Getreide und von Zusatzstoffen und daher allergiearm. Das Basen-„Fasten" ist durchaus eine geeignete Aufbaukost nach dem Fasten nach Buchinger/Lützner, es erzieht zur Achtsamkeit gegenüber dem Essen und der Nahrungsaufnahme.

Die Hay'sche Trennkost

Die von dem amerikanischen Arzt Howard Hay in den 1930er-Jahren entwickelte Kostform legt Wert auf die Trennung von Kohlenhydraten und Eiweiß innerhalb einer Mahlzeit. Zu der damaligen Zeit ging man davon aus, dass der Magen das eigentliche Verdauungsorgan unseres Körpers ist, in dem alle drei Hauptnährstoffe (Fette, Eiweiß und Kohlenhydrate) im Körper aufgeschlossen und verarbeitet werden. Man wusste bereits, dass die dazu notwendigen Enzyme im Falle der Eiweißverdauung ein stark saures Milieu benötigen (Magensäure im Magen), im weiteren Verlauf und generell für die fett- und kohlenhydratverarbeiteten Enzyme jedoch ein schwach basisches Milieu wichtig ist, das im Dünndarm vorliegt. Heute ist bekannt, dass im Magen nur der Beginn der Eiweißverdauung stattfindet und keine Verdauung der Kohlenhydrate und Fette. Hays Empfehlung jedoch, Kohlenhydrate und Eiweiße bei einer Mahlzeit zu trennen, war bei seiner damaligen Annahme, dass alle Hauptnährstoffe im Magen verdaut werden, nur logisch.

■ Trennkost ist als Dauerkostform in ihrer konsequenten Durchführung nicht sinnvoll. ■

Hay hatte trotzdem Erfolge mit seiner Trennkost. Dies ist darauf zurückzuführen, dass ein wesentlicher Nebeneffekt darin besteht, dass die Betroffenen ihrer Ernährung mehr Achtsamkeit widmen und dadurch ganz allgemein zu einer neuen positiven Lebenseinstellung finden. Bei Funktionsstörungen im Verdauungsbereich hat sich daher die Trennkost durchaus bewährt; sie ist auf lange Sicht aber nur schwer durchführbar und erscheint dauerhaft nich sinnvoll. Auch die Tatsache, dass unsere Hauptnahrungsmittel Getreide und Hülsenfrüchte sowohl Kohlenhydrate als auch Eiweiß in großen Mengen enthalten, spricht nicht für eine Normalkost im Sinne Hays. Gerichte wie Nudeln, Pizza, Pfannkuchen, Brot und alle Arten von Linsengerichten wären bei streng durchgeführter Trennkost nicht zugelassen.

■ Fehlerdiagnose und Fastenpraxis

Fehlerdiagnose beim Fasten nach Buchinger/Lützner

Es gibt genug gute Fastenbücher auf dem Markt, die genau beschreiben, wie das Fasten durchgeführt werden soll. Allen voran die Bestseller von Dr. Hellmut Lützner (siehe Literaturnachweis im Anhang des Buches), in denen er aus 40-jähriger klinischer Erfahrung die Durchführung einer solchen Fastenwoche exakt beschreibt. Bei hunderten von Fastenseminaren, die ich bis heute durchführte, fällt aber auf, dass trotz der guten Bücher viele Fehler gemacht werden, die den Erfolg und den Genuss bei den Teilnehmern mindern. Nach dem Motto **„Fasten – aber richtig"** möchte ich eine Hilfestellung geben, indem ich die häufigsten Fehler aufgreife, ihre Folgen schildere und diese der richtigen Durchführung gegenüberstelle.

■ Entlastungstage

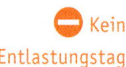
Kein Entlastungstag

Es treten bei den Fastenden in der Folge häufig Kopfschmerzen, Kreislaufprobleme und Unterzuckerung während des Fastens auf. Dies erzeugt Unwohlsein und führt dazu, dass sich diese Beschwerden über die ganze Fastenzeit hinziehen können, da der Körper bei der gleichzeitigen Umstellung auf den verschiedenen Ebenen überfordert ist. Davon sind sowohl der körperliche Bereich als auch der seelische und geistige Bereich betroffen. Es wird immer wieder behauptet, dass diese Unpässlichkeiten durch die Einleitung des Fastens und durch das Fasten selbst verursacht werden. Interessant ist aber, dass sie bei Vorschaltung eines Entlastungstages, wenn überhaupt, nur an diesem auftreten und die eigentliche Fastenzeit dann unbelastet ist.

Der Körper kann auf allen Ebenen bei dem Vorhaben, zu fasten, ankommen. Durch die Konzentration darauf schaltet er eindeutiger und schneller auf die Energieversorgung von innen um. Dies hat zur Folge, dass in der nachfolgenden Fastenzeit alles problemlos und glatt läuft. Eventuelle Krisen, die durch noch vorhandenen Stress verursacht werden können, werden vorweg abgearbeitet und haben ihre Ursache nicht im Fasten.

Ein weiterer Vorteil ist, dass sich in dieser Entlastungszeit potenzielle und noch versteckte Krankheiten mit Symptomen zeigen und dadurch entdeckt werden. So kann schon vor dem Fasten, eventuell unter Hinzuziehung eines fastenerfahrenen Arztes, hier gegengesteuert werden, wodurch die eigentliche Fastenzeit dann entlastet wird

➕ Mindestens ein Entlastungstag

Fazit: *Entlastungstage erleichtern dem Körper die Aktivierung seiner Selbstheilungskräfte, erhöhen die Qualität des Fastens mit wesentlich weniger Unpässlichkeiten, Flauten und Krisen und führen zu einer wesentlichen Verbesserung seiner Wirkung auf allen Ebenen.*

■ Einleitung des Fastens

Fasten ist ein uns allen innewohnendes (Über-)Lebensprogramm, das es uns ermöglicht, eine begrenzte Zeit ohne jegliche feste Nahrungs- und Energiezufuhr bei voller Leistungsfähigkeit und ohne die sonst quälenden Hungergefühle zu leben. Für den Körper bietet es zusätzlich den Vorteil, dass seine Selbstheilungskräfte dabei in hohem Maße aktiviert werden. Das führt dazu, dass Fasten in entsprechenden Kliniken als Heilfasten zu therapeutischen Zwecken, also zur Linderung und Heilung von Krankheiten, eingesetzt wird.

■ Ein problemloses Fasten ohne Hungergefühl gelingt nur dann, wenn es richtig durchgeführt wird. ■

Für den Erfolg ist die Einleitung des Fastens von großer Bedeutung, denn wir werden im Alltag von außen durch die Einnahme von Nahrung mit Energie versorgt (Energiezustand I). Führen wir zu wenig Energie zu, gibt der Körper das Signal „Hunger". Dieses wird durch Sensoren im Zwölffingerdarm und am Anfang des Dünndarms an das Gehirn weitergeleitet. Kommen wir diesem Signal nicht nach, wird der Hunger stärker und schließlich zu einem quälenden Hungergefühl. Anders ist es, wenn diese Sensoren feststellen, dass es nicht weniger

Nahrung, sondern gar keine mehr gibt. Diese Informationen interpretiert der Körper als Notlage und schaltet um auf das Energieprogramm II, der Energieversorgung von innen aus seinen Depots heraus. Hat das Umschalten stattgefunden, gibt der Körper auch nicht mehr das Signal „Hunger". Er geht davon aus, dass keine Nahrung mehr zur Verfügung steht und dieses Signal erfolglos bliebe. Wir sind dann im klassischen Zustand des Fastens angekommen und fühlen uns wohl, haben Energie und Wärme – und eben keinen Hunger. Dieser Zustand wird umso schneller erreicht, je eindeutiger bei Fastenbeginn der Körper die Information erhält, dass es nun für eine begrenzte Zeit nicht weniger, sondern gar keine feste Nahrung mehr gibt. Das kann am klarsten vermittelt werden, wenn wir zur Einleitung des Fastens dafür sorgen, dass zumindest der Dünndarm leer und frei von Nahrungsresten ist. Jahrzehntelange klinische Erfahrung[45] hat gezeigt, dass dieser Effekt am besten durch die richtige Einnahme von Glaubersalz erreicht wird. Die großen Vorbehalte, die es dazu gibt, beruhen auf falscher Handhabung.

⊖ Ersatz von Glaubersalz durch Bittersalz, Passagesalz, Einlauf oder Sauerkrautsaft

All diese Methoden wirken bei den meisten Menschen nicht so eindeutig wie richtig eingenommenes Glaubersalz. Dies hat zur Folge, dass der Körper kein eindeutiges Signal bekommt. Er schwankt zwischen Energiezustand I und II hin und her und braucht zur Umstellung auf Zustand II 2–3 Tage. Das wird immer wieder von Fastenden berichtet, die nach dieser Methode einleiten. Verbunden sind damit oft Unwohlsein, Kreislaufprobleme, Unterzuckerung und auftretendes Hungergefühl, was als normal hingenommen wird.

⊕ Verwendung von Glaubersalz

Der Körper schaltet eindeutig und schnell um, sodass er sich bereits nach 24 Stunden im Energiezustand II befindet. In der Regel treten keine Komplikationen und Störungen auf und der Fastende fühlt sich ohne Hungergefühle leistungsfähig, ausgeglichen und zufrieden.

⊖ Falsches „Glaubern"

In vielen Anleitungen wird das „Glaubern" in folgender Weise beschrieben: 40 g Glaubersalz sind in einem Glas mit 200 ml Wasser aufzulösen und eventuell sogar ex mit zugehaltener Nase zu trinken und weiteres Wasser hinterherzuspülen. Die Folgen einer solchen Einnahme sind: ekelhafter Geschmack, Unwohlsein bis zu Übelkeit und Erbrechen – mit dem Ergebnis, dass man nie wieder Glaubersalz einnehmen möchte. Eine derartige Einnahme ist für den Körper ein viel zu starker Reiz, sodass auch seine Reaktion darauf eher unangenehm ist.

Die Glaubersalzmenge wird individuell auf die einzelnen Personen abgestimmt, mit Mengen von 20, 30 oder 40 g. Jeder Teilnehmer kann dann die für ihn bestimmte Menge im Gedächtnis behalten und beim eigenständigen Fasten wieder anwenden. Parameter, die diese Menge im Einzelnen bestimmen, sind u.a. das Verhältnis von Gewicht zur Körpergröße, der Blutdruck, eventuelle Verdauungsschwierigkeiten, Reaktionen mit dem Stuhlgang bei Stress (auch auf Reisen etc.). Die so ermittelte Glaubersalzmenge wird in 750 ml warmem Wasser aufgelöst und von jedem mit Zitronensaft abgeschmeckt. Parallel dazu wird ein für den Fastenden angenehmer Kräutertee, z.B. Pfefferminztee, bereitgestellt.

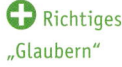 Richtiges „Glaubern"

Das Glaubersalz, das durch die starke Verdünnung praktisch kaum mehr salzig schmeckt, wird in Mengen von ca. 100 ml getrunken und danach sofort mit ein paar Schlucken Pfefferminztee nachgespült. Dadurch gibt es keine negativen Geschmackerlebnisse und gleichzeitig wird viel Flüssigkeit zugeführt, die der Körper auch benötigt, um die Wirksamkeit des Abführens optimal zu gestalten. Die 750 ml und der Tee sollten in ca. 20 Minuten getrunken werden.

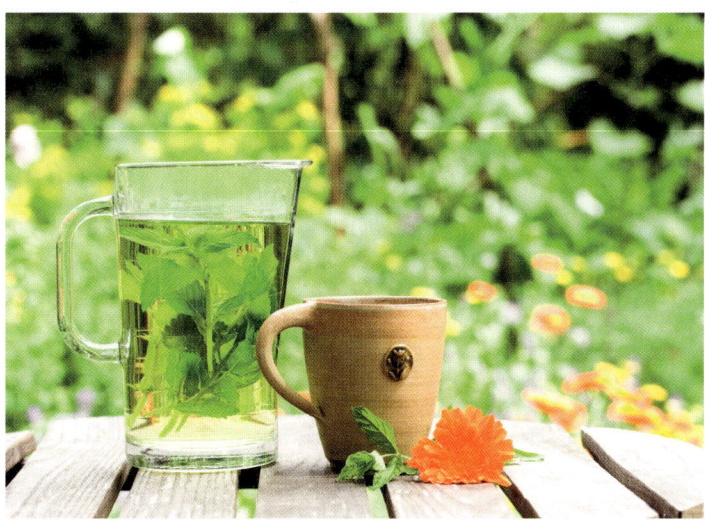

■ Ein aromatischer Pfefferminztee oder Kräutertee ist das richtige Ergänzungsgetränk beim „Glaubern". ■

◼ Fastenverpflegung

▷ Morgens: Kräutertee mit eventuell ½ TL Honig.

▷ Mittags: Gemüsebrühe, möglichst frisch zubereitet (s. folgende Seite), bei Verwendung von fertiger Gemüsebrühe nur salzarme Gemüsebrühe aus dem Reformhaus und Bioladen verwenden.

◼ Über der gesamten Verpflegung steht das Motto: **Abführen statt zuführen!** ◼

▷ Abends: Möglichst frisch gepresste Gemüse- oder Obstsäfte; bei gekauften Säften darauf achten, dass es sich um 100 % Saft ohne Rückverdünnung und aus kontrolliert biologischer Qualität handelt (siehe Seite 147 f.). Die Mittags- und Abendmahlzeit kann ausgetauscht werden, wenn es z. B. praktischer ist, bei einer Tageswanderung den kühlen Saft zu transportieren als die heiße Gemüsebrühe. In der Regel wird die warme Mahlzeit jedoch mittags gegeben.

▷ Zwischendurch sollte vormittags und nachmittags bis in den späten Abend hinein viel getrunken werden, in erster Linie Wasser und auch wohlschmeckende Kräutertees.

⊖ Falsche Reihenfolge der Mahlzeiten

Immer wieder sehe ich, dass Fastende morgens den Gemüse- oder Obstsaft zu sich nehmen, mittags die Gemüsebrühe und abends den Tee. Dies ist problematisch, weil über Nacht die Leber damit beschäftigt ist, die Zellen und das Gewebe zu entlasten und zu entgiften. Die ausscheidungspflichtigen Substanzen sammeln sich in Leber und Blut, der Körper will sie loswerden. Dies geschieht einmal über die Niere, die diese wasserlöslichen Substanzen aus dem Blut herausfiltert und über den Urin abgibt. Die fettlöslichen Substanzen gibt die Leber mit der Gallenflüssigkeit in den Darm ab. Generell ist der Körper während der Fastenzeit auf Ausscheidung eingestellt und nicht auf Nahrungsaufnahme oder Resorption der Inhaltsstoffe. Erhält er aber in dieser intensiven Ausscheidungsphase am Morgen einen gehaltvollen Gemüse- oder Obstsaft mit wertvollen Inhaltsstoffen, so werden diese Ausscheidungsfunktionen zumindest gebremst, wenn nicht sogar zeitweise blockiert, weil sich der Körper dann wieder mehr auf die Resorption/Aufnahme der Inhaltsstoffe konzentriert.

Morgens Tee, mittags Gemüsebrühe und abends Obst- oder Gemüsesäfte, zwischendurch Wasser und Tee, unterstützten optimal alle physiologischen entlastenden Vorgänge in unserem Körper. Durch die
zugeführte Flüssigkeit in Form von Kräutertee und/oder Wasser werden die Ausscheidungsvorgänge sowohl über die Niere als auch über
den Darm unterstützt und angeregt. Das macht sich auch dadurch
bemerkbar, dass wir uns leichter und sehr wohl fühlen.

➕ Richtige
Reihenfolge der
Fastenverpflegung

Herstellung der Gemüsebrühe

Grundrezept Gemüsebrühe für 2 Personen
Ca. ¾ l Wasser
gemischtes Gemüse, von der Gesamtmenge bestehend aus je
⅓ Kartoffeln, ⅓ Knollensellerie, Weißkohl, Blumenkohl oder
Tomaten, ⅓ Karotten, Rote Bete, Kohlrabi, Kürbis oder Zucchini
frische Kräuter, fein gehackt

Gemüse waschen oder putzen, jedoch nicht schälen und in
kleine Würfel schneiden. Wasser in einen Topf geben und so
viel Gemüse hineingeben, bis das Wasser 1 ½ cm über dem
Gemüse steht.
Die Suppe erhitzen und 45 Minuten kochen. Brühe durch ein
Sieb abgießen und heiß in vorgewärmten Suppenschälchen servieren, frisch gehackte Kräuter dazu reichen.

Die Brühe sollte möglichst frisch hergestellt werden. Sie kann
aber auch bis zu zwei Tage im Kühlschrank aufbewahrt werden.

Folgende Fehler können vorkommen: Es wird zu wenig Gemüse verwendet, das Gemüse wird nicht fein genug geschnitten oder die Brühe
wird zu kurz gekocht.
Dann ist die Brühe eher ein „Gemüsetee" mit dem Ergebnis, dass sie
nicht schmeckt. Auch beim Fasten soll und kann das „Essen" ein
Genuss sein. Außerdem enthält sie dann zu wenig Mineralstoffe, die
gerade beim Fasten so wichtig sind. Denn ihre basischen Valenzen
sorgen dafür, dass unser Säure-Basen-Gleichgewicht und damit auch
unsere Ausscheidungsfähigkeit günstig beeinflusst werden.

➖ Fehlerhafte
Zubereitung der
Gemüsebrühe

**➕ Richtige
Zubereitung der
Gemüsebrühe**

Wird die Gemüsebrühe richtig hergestellt (siehe Rezept Seite 35), so schmeckt sie auch ohne Zugabe von Salz ausgezeichnet und hat eine spürbar basische Wirkung in unserem Körper.

Falls aus Zeitgründen eine Fertigbrühe verwendet wird, so darf diese nur pflanzliche Bestandteile enthalten, weil Fleischbrühen eine stark saure Belastung für den Körper darstellen. Geeignete Fertigbrühen sollten ohne Salzzusatz hergestellt sein, sie sind in Reformhäusern und Bioläden erhältlich.

Einnahme der Mahlzeiten

Im Alltag sind wir es leider gewohnt, unter Zeitdruck, in Hektik und unter vielen Ablenkungen unsere Mahlzeiten einzunehmen. In vielen Haushalten ist die Esskultur verloren gegangen und dies hat durchaus Einfluss auf die Bekömmlichkeit und die Wirkung der aufgenommenen Speisen in unserem Körper. Das Fasten ist die optimale Zeit, sich wieder auf eine Esskultur auch im Alltag zu besinnen.

**➖ Unkonzentrierte
Einnahme der
Fastenmahlzeiten**

Eine Einnahme der Fastenmahlzeiten mit parallel laufenden Gesprächen, ohne Konzentration auf das, was wir gerade zu uns nehmen, ist problematisch. Den wir haben ein geringeres Geschmackserlebnis, nehmen die Antworten unseres Körpers auf die Mahlzeit nicht wahr und führen uns dadurch mehr zu als wir tatsächlich benötigen. Dieses Verhalten übertragen wir dann auf unseren Alltag, was dazu führt, dass die Bekömmlichkeit unserer Mahlzeiten darunter leidet.

➕ Esskultur

Esskultur bedeutet, dass wir uns auf die einzelnen Mahlzeiten konzentrieren, dass wir zumindest einleitend fünf Minuten schweigend „Essen", dass wir Gedanken des Dankes für das, was wir da angeboten bekommen, innerlich und vielleicht auch äußerlich formulieren, wie es früher in Form von Tischgebeten üblich war. Dank dafür, dass diese Speisen für uns gewachsen sind, aber auch dafür, dass sie für uns mit Liebe zubereitet wurden, und Dank unserem Körper gegenüber, dass er in der Lage ist, alle lebenswichtigen Inhaltsstoffe aus der Speise – und wenn es beim Fasten auch nur eine Gemüsebrühe oder ein Saft ist – zu entnehmen und zu verwerten.

Trinken beim Fasten

Eine ausreichende Flüssigkeitszufuhr während des Fastens ist eine wesentliche Notwendigkeit. In der Literatur wird eine Trinkmenge von 2–3 l/Tag empfohlen, was manchen Fastenden Schwierigkeiten bereitet. Es wird dabei aber nicht berücksichtigt, dass jeder andere Voraussetzungen mitbringt und daher auch unterschiedliche Bedürfnisse hat. Die Frage ist, wie jeder seine individuell notwendige Trinkmenge herausfindet. Den Nieren fällt die Ausscheidung umso leichter, je mehr Flüssigkeit sie dazu zur Verfügung haben. Ein guter Maßstab für die mit dem Urin ausgeschiedenen exogenen (mit der Nahrung zugeführten, belastenden) und auch endogenen (im Körper entstehenden) Stoffwechselendprodukte ist die Farbe des Urins. Wir sollten sie gut beobachten, denn je dunkler der Urin, desto mehr Belastungen (umgangssprachlich „Schlacken" genannt) werden ausgeschieden. Diese Menge kann erhöht werden, wenn wir darauf achten, dass der Urin hell bleibt. Wenn also bei einer Person bereits nach 2 l Flüssigkeit pro Tag der Urin hell ist, muss man sich nicht zu mehr zwingen, wenn es einem ohnehin

■ Gerade beim Fasten benötigen wir eine erhöhte Flüssigkeitszufuhr, um die verstärkt anfallenden wasserlöslichen Stoffwechselendprodukte über die Nieren auszuscheiden. ■

schon schwerfällt. Wenn dagegen bei jemandem, der schon 3 l/Tag trinkt, der Urin dunkel ist, sollte dieser Fastende noch mehr trinken. Solche Unterschiede beobachte ich immer wieder auch bei Teilnehmern, die unter gleichen Bedingungen gemeinsam fasten. Die Ursache liegt darin, dass diese Personen eine unterschiedliche Vorgeschichte aufweisen. Unsere Erfahrung zeigt, dass sich hier langfristige Lebensgewohnheiten widerspiegeln, wobei die Ernährung eine ganz wesentliche Rolle spielt (siehe Seite 129 ff.). Wir können durch solche Beobachtungen tatsächlich in der Vergangenheit lesen und dies auch als Ansporn verstehen, für die Zukunft einiges zu ändern.

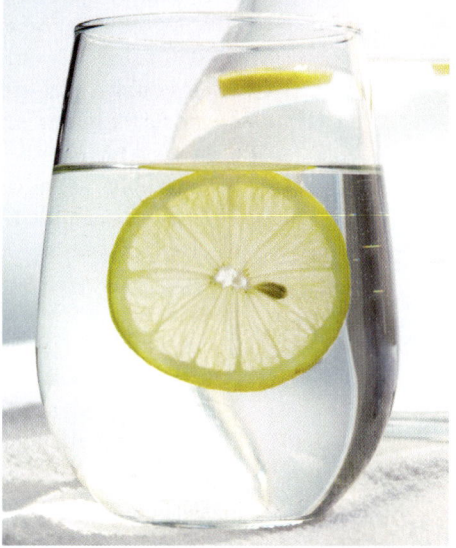

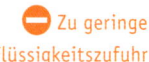

Zu geringe Flüssigkeitszufuhr

Wenn wir zu wenig trinken – während des Fastens, aber auch im täglichen Leben –, behindern wir die Nieren, ihre Ausscheidungsfähigkeit voll zu nutzen. Das bedeutet, dass wir den Reinigungs- und Entlastungsvorgang, zumindest was die wasserlöslichen Stoffwechselendprodukte und damit die entschlackende Wirkung des Fastens betrifft, nicht nutzen.

Manche Fastende äußern die Befürchtung, dass durch zu viel Flüssigkeit die Nieren überlastet werden. Dies ist nicht der Fall, solange die Nieren gesund sind. Man kann generell sagen, dass es den Nieren umso besser geht, je mehr Flüssigkeit ihnen für ihre Arbeit angeboten wird.

Fällt das viele Trinken schwer, kann es auch an der Qualität des Kräutertees oder des Wassers liegen. Bei der Teeauswahl sollte man sich nicht auf deren Heilwirkung konzentrieren, sondern auf milde Teesorten, von denen man zwei oder drei zu wohlschmeckenden Tees mischt (siehe Seite 125: Dort wird im Einzelnen auf die speziell beim Fasten empfehlenswerten Teesorten, auch wohlschmeckende Kombinationen und auf die korrekte Teezubereitung eingegangen).

Auch bei der Auswahl des Wassers ist auf seine Qualität zu achten. Ich empfehle ein möglichst „leichtes Wasser", das einen geringen Mineralstoffgehalt und damit einen hohen Ohmschen Widerstand aufweist, weil dies gerade beim Fasten eine optimale „Entschlackung" fördert. Der Widerstandswert des Wassers sollte über 12 000 Ω liegen, auch des Wassers, das zur Herstellung der Tees verwendet wird. Eventuell lohnt sich der Einsatz einer Umkehrosmoseanlage, übrigens auch im eigenen Haushalt (siehe Seite 52). Speziell der Natriumgehalt sollte unter 100 mg/l und der Nitratgehalt unter 10 mg/l liegen. Diese Anforderungen sind auch für unseren alltäglichen Wasserkonsum sinnvoll; immerhin ist Wasser unser Lebensmittel Nummer eins.[12]

Ausreichende Flüssigkeitszufuhr

Wenn wir uns an die empfohlene täglich zuzuführende Flüssigkeitsmenge halten, so werden wir eine optimale Entlastung unseres Körpers während des Fastens erleben. Es treten eindeutig weniger Unpässlichkeiten und Krisen wie z.B. Kopfschmerzen, Rückenschmerzen, Kreislaufprobleme usw. auf. Treten dennoch einmal Symptome auf, so sollte immer die Frage gestellt werden: Habe ich genug getrunken?

Es ist erstaunlich, wie sehr man sich in der Trinkmenge verschätzt, wenn man Flüssigkeit nur glasweise zu sich nimmt. Es ist einfacher, die täglich gewünschte Wassermenge morgens in Glasflaschen abzufüllen, sodass man gegen Abend sieht, ob diese tatsächlich leer sind. Natürlich darf der zur Fastenverpflegung gehörende Saft, die Gemüsebrühe und auch der Tee bei der Gesamtmenge mitgezählt werden.

Noch eine Bemerkung zur Trinkmenge im Alltag: Sie sollte 40 ml/kg Körpergewicht und pro Tag betragen; bei einer Person mit 60 kg Gewicht sind das dann 2,4 l/Tag.

■ Bewegung beim Fasten

In fastenkritischen Beiträgen wird immer wieder davor gewarnt, dass beim Fasten Muskelmasse abgebaut wird, um die Eiweißversorgung des Körpers zu gewährleisten. Immer wieder äußern Fastenseminarteilnehmer die Befürchtung (ja, sogar die Angst), dass in Muskeln, Herz und Gehirn essenzielles Eiweiß beim Fasten abgebaut wird und dadurch Schaden entsteht.

Muskeln werden nur dann abgebaut, wenn sie nicht benutzt werden – unabhängig vom Fasten. Dies hat jeder schon erfahren, wenn er bei einem Knochenbruch einen Gipsverband tragen musste. Der dann für eine Zeit lang stillgelegte Muskel baut sich ab und muss durch anschließendes Training wieder aufgebaut werden. Eine konstante Muskelkapazität entsteht durch ein Gleichgewicht zwischen Ab- und Aufbau, denn beides findet ständig statt. Das gilt im täglichen Leben und das gilt auch beim Fasten. Deshalb passen körperliche Bewegung und Herausforderung sogar sehr gut zum Fasten!

■ Generell und ganz besonders beim Fasten gilt, dass der Körper sich nur von Dingen trennt bzw. sie abbaut, die er nicht benötigt bzw. die ihn belasten. ■

Es ist eine falsche Annahme, sich beim Fasten schonen zu müssen, weil sehr wenig Energie zugeführt wird. Ohne Bewegung stundenlang z. B. zu lesen, fördert den Muskelabbau, diese Personen werden sich schlapp fühlen und während des Fastens über Müdigkeit klagen. Die Ursache hierfür liegt auch darin, dass sämtliche innersekretorischen Drüsen und Organe in einem solchen Fall auf Sparflamme gehen. Natürlich werden diese Menschen auch weniger abnehmen als solche, die Aktivität an den Tag legen.

Überfordern wir uns auf der anderen Seite durch Extremleistungen oder muten wir uns mehr zu als unsere Kondition ermöglicht (immer dann, wenn wir dabei nicht mehr bequem durch die Nase atmen können), kommen wir in den anaeroben Bereich (Sauerstoffmangel), was

⛔ Keine Bewegung oder zu große körperliche Anstrengung während des Fastens zur Folge hat, dass unsere Säure-Basen-Balance in Richtung sauer mit den entsprechenden Symptomen verschoben wird. Diese Vorgänge werden ab Seite 180 detailliert beschrieben.

✚ Moderate Bewegung beim Fasten

Es ist wichtig, dass wir unseren Körper während des Fastens mit Bewegungseinheiten fordern. Dies können gymnastische Übungen an frischer Luft sein, aber auch ausgedehnte Spaziergänge und sogar anspruchsvolle Wanderungen. Dies unterstützt die physiologischen Vorgänge im Körper. Es findet in diesem Fall kein Muskelabbau statt, im Gegenteil: Es können sogar Muskelpartien aufgebaut werden, wenn beim Fasten Bewegungsarten gewählt werden, die im Alltag eine geringe Rolle spielen, z. B. Fasten und Radfahren. Diese Zusammenhänge wurden bei Tieren genauer erforscht, u. a. beim Südamerikanischen Goldregenpfeifer, der während seiner Fastenzeit 5000 Kilometer nonstop fliegt und natürlich seine Muskeln benötigt, um diese Flugleistung überhaupt zu bewältigen.[10, 44, 64] Bei Gänsen, die während ihres langen Fluges auch keine Nahrung aufnehmen, hat man festgestellt, dass ein ganz langsamer geringer Muskelabbau stattfindet. Dieser läuft aber parallel zu der Gewichtsabnahme der Gänse, wodurch sie ja auch weniger Flugleistung vollbringen müssen.[57] Auch dies ist wieder ein Beweis dafür, dass der Körper sehr ökonomisch vorgeht, indem er auch das Eiweiß verwertet, das durch die ersparte Muskelleistung ohne Schaden zur Verfügung steht.

Eine Leistungsabforderung während des Fastens ist sinnvoll und hält unser gesamtes Organsystem auf Trab. Wir sind nicht schlapp, leiden nicht unter Müdigkeit und fühlen uns topfit. Wichtig ist allerdings, dass es sich bei dieser Leistungsanforderung um eine Dauerleistung (z. B. Wandern) handelt und nicht um eine Extremleistung (z. B. Sprint). Maßstab für die richtige Dauerleistung ist, dass wir uns im sogenannten aeroben Bereich, also im Sauerstoffüberschuss, befinden. Wenn wir bei allen Bewegungsarten auf **Nasenatmung** achten, dann befinden wir uns immer im aeroben Bereich – ganz ohne Messinstrumente. Dies hilft uns auch, individuell für unseren eigenen Körper die Leistungsgrenzen zu erkennen.

Dass große Leistungen während des Fastens ohne Schwierigkeiten und sogar mit persönlichem Genuss möglich sind, zeigen die Fastenerlebnisse ab Seite 184.

■ Darmreinigung

Während des Fastens schaltet unser Körper von Nahrungs-aufnahme auf Ausscheidung um. Neben den Nieren ist dabei als wichtiges Ausscheidungsorgan der Darm betroffen. Die Haupt-arbeit der Entgiftung übernimmt die Leber. Sie filtert die aus-scheidungspflichtigen Stoffe heraus, arbeitet sie auf und gibt die wasserlöslichen ins Blut ab, das sie zur Niere befördert, und die fettlöslichen über den Gallengang direkt in den Zwölf-fingerdarm. Dabei ist es wichtig, dass sie dort oder in den fol-genden Darmabschnitten nicht liegen bleiben, sondern schnell ausgeschieden werden. Das Problem ist, dass wir beim Fasten infolge des fehlenden Nahrungsvolumens kaum spontan Stuhl-gang haben und dadurch die Gefahr besteht, das diese aus-scheidungspflichtigen „Schlacken und Gifte", die der Körper ja loswerden will, sich im Dünn- oder Dickdarm anhäufen. Sie können dann eventuell eine so hohe Konzentration erreichen, dass eine sogenannte Rückresorption entsteht, die den Körper sehr belastet. Diese Stoffe geraten in einen Kreislauf, der die weitere Entlastung des Körpers blockiert bzw. behindert. Daher muss auch während des Fastens für eine Darmentleerung ge-sorgt werden.

Wird der Darm während des Fastens nicht konsequent gereinigt, hat dies eine Rückresorption der ausscheidungspflichtigen Stoffe zur Folge. Die weitere Ausscheidung wird blockiert und es treten Unwohl-sein, Fastenkrisen mit Kreislaufschwäche und Unterzuckerung, aber auch unmittelbare Darmprobleme auf, die den Verlauf und das Wohlgefühl während des Fastens erheblich beeinträchtigen können. Falsch wäre es, zu diesem Zeitpunkt nochmals mit Glaubersalz eine Darmentleerungen zu erzwingen. Glaubersalz ist für den beim Fasten bereits leeren Darm ein zu starker Reiz und kann deutliche Unpäss-lichkeiten hervorrufen. Auch Bittersalz, Passagesalz und Rizinusöl empfehlen wir bei diesem Fasten nach Buchinger/Lützner nicht (nur im Notfall).

— Unzureichende oder keine Darmreinigung

Das Milieu des Darmes ist ein wässriges: Durch den Darm fließen inklusive der Sekretionen unserer Drüsen (wie Speichel-, Magen-, Bauchspeicheldrüsen, Gallensaft usw.) täglich über 10 l Flüssigkeit. Davon werden täglich im Dickdarm 8 l Flüssigkeit resorbiert, das

+ Darmreinigung

heißt, in den Körper zurückgeholt. Unsere aufgenommene Nahrung schwimmt in sehr viel bioaktiver Flüssigkeit (durch die darin enthaltenen Enzyme), ohne die eine ordnungsgemäße Verdauung gar nicht möglich ist. Um eine Entleerung des Dickdarminhalts zu erreichen, ist ein Einlauf das Mittel der Wahl. Dazu benutzt man Einlaufgeräte (Irrigatoren), die z. B. in der Apotheke oder bei Gesundheitsversendern erhältlich sind. Die Verwendung von Klistierbällchen hat wenig Wirkung, weil durch sie das Wasser nicht hoch genug in den Darm einfließen kann. Als empfehlenswerte Wassermenge hat sich 1 l körperwarmes Wassers ohne irgendwelche Zusätze bewährt. Mit der Wiederabgabe dieses Wassers aus dem Darm werden dann auch die sich dort angesammelten für die Ausscheidung vorgesehenen Stoffe entleert. Als Ersatz für diesen Einlauf kann man von entsprechendem Fachpersonal auch die sogenannte Colon-Hydro-Therapie durchführen lassen, bei der 14–15 l Wasser den Darm mithilfe eines Geräts durchspülen.

Menschen, die während der Fastenzeit solche Darmreinigungen mindestens alle zwei Tage vornehmen, empfinden sich auffallend leistungsfähiger, leichter, klarer im Kopf und erfreuen sich eines besonders auffallenden Wohlgefühls. Sie brauchen keine Krisen zu erwarten (siehe auch Seite 189).

■ Der Morgenspaziergang

Unter dem Morgenspaziergang ist kein üblicher Spaziergang mit gegenseitigem Gedankenaustausch und mehr oder weniger tiefen Gesprächen zu verstehen, sondern zumindest für vielleicht zehn Minuten ein konzentriertes meditatives Gehen im Schweigen (s. u.).

● Auslassen des Morgenspaziergangs

Ohne Morgenspaziergang beginnt der Tag wie im täglichen Leben zerstreut, unkonzentriert und man wird von den äußeren Umständen sowohl körperlich, seelisch, aber auch geistig wie ein Schneeball hin- und hergeworfen. Es findet keine Sammlung statt – weder mit der eigenen Person noch mit einer eventuell vorhandenen Fastengruppe.

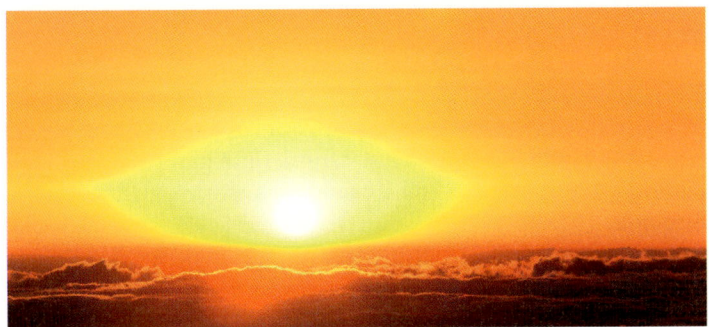

Ein mindestens halbstündiger Morgenspaziergang beinhaltet das meditative Konzentrieren zunächst auf sich selbst, wobei man zur Ruhe kommt und zur eigenen Mitte findet. Dies gelingt am besten schweigend. Man sollte dann Kontakt zur Umwelt aufnehmen, zum Boden, zur Luft, zur Atmosphäre, zur umgebenen Natur – und dies mit allen Sinnen. Nach einer Viertelstunde halten wir in einer kleinen Pause inne und reflektieren über das, was wir mit unseren Sinnen wahrgenommen und erlebt haben. Dabei fällt auf, dass viele Menschen gar nicht mehr alles wahrnehmen, weil sie durch den Stress des Alltags, durch die akustische, die optische und sonstige Umweltverschmutzung manche Dinge einfach verdrängen. Dies ist ein Schutzmechanismus des Körpers. Doch selbst wenn wir sie nicht mehr bewusst wahrnehmen, wirken solche teilweise belastenden Dinge wie Autolärm, Flugzeuglärm oder Geruchsbelastungen schädlich auf uns. Durch Achtsamkeit, die wir bei einem solchen Morgengang lernen, lernen wir auch wieder selektiv mit solchen Belastungen umzugehen. Auf der anderen Seite lernen wir, positive Dinge wie das Konzert der Vögel am frühen Morgen bewusst wahrzunehmen, und lassen sie positiv auf uns wirken. Immer wieder haben mir im Alltag stressgeplagte Fastenteilnehmer berichtet, dass ein solcher Morgenspaziergang auf sie eine nachhaltige Entstressung ihres Alltags bewirkt hat.

Kleinere gymnastische Übungen morgens an frischer Luft beeinflussen die Sauerstoffversorgung und damit unsere Säure-Basen-Balance günstig.

Auch im Alltag zeigt sich, dass der Morgenspaziergang dabei hilft, den vor uns liegenden Tag mit allen seinen verschiedenen Anforderungen und Überraschungen im Griff zu haben und nicht so schnell aus der Ruhe zu kommen. Wir sind wacher und achtsamer gegenüber unseren Mitmenschen und gegenüber der gesamten Umwelt.

➕ Morgen-
spaziergang

■ Das Fastenbrechen

Mit dem sogenannten Fastenbrechen geben wir dem Körper das Signal, dass er wieder vom Energiezustand II (Energieversorgung von innen) auf den Energiezustand I (Energieversorgung von außen) zurückschalten soll. Dies kann auf verschiedene Weise erfolgen.

Unvorbereitetes Fastenbrechen

Wir fangen einfach, ohne es uns tatsächlich bewusst zu machen, wie der an, zu essen. Wenn dies zudem zu schnell erfolgt, hat der Körper keine Chance, sich richtig von Ausscheidung auf Aufnahme umzustellen. Es kann dann passieren, dass die Bereitstellung vieler Enzyme in den Verdauungsflüssigkeiten nicht optimal läuft, um wieder eine geregelte Verdauungstätigkeit zu leisten (zum Zeitfaktor ist ein entsprechender Abschnitt ab Seite 49 zu finden).
Führen wir das Fastenbrechen praktisch so nebenbei durch, verscherzen wir uns eine an sich gewünschte nachhaltige Wirkung des Fastens in den Alltag. Wir fallen schnell wieder in alte Gewohnheiten zurück und können während der Fastenzeit Gelerntes nur sehr schwer in den folgenden Alltag hinüberretten.

Achtsames Fastenbrechen

Das Fastenbrechen sollte als meditativer Vorgang erfolgen. Wir nutzen dabei in der Regel einen rohen Apfel, möglichst aus kontrolliert ökologischem Anbau, auf den wir uns zunächst einmal konzentrieren. Wir essen ihn anschließend in kleinen Portionen, indem wir unsere Energien auf den festlich gedeckten Tisch, auf die mit uns an diesem Tisch sitzenden Menschen und dankbar auf den für uns gewachsenen Apfel richten. Das gelingt wesentlich besser, wenn wir dabei schweigen. Wir können gedanklich auch Dankbarkeit äußern gegenüber unserem Körper, der uns mit äußerst wenig zugeführter flüssiger Nahrung über die Fastenzeit gesund und leistungsfähig erhalten hat. Je konzentrierter wir dieses Fastenbrechen durchführen, desto mehr Energie wird uns gegeben, um die während der Fastenzeit erlebten Erfahrungen in den kommenden Alltag mitzunehmen. Je unkonzentrierter wir sind, desto schneller werden diese Erfahrungen ausradiert und können nicht nachhaltig wirksam bleiben.
In unseren Seminaren decken wir einen festlich geschmückten Tisch mit Blumenschmuck und brennenden Kerzen. Jeder Teilnehmer sucht sich seinen Platz und damit natürlich auch seinen Apfel, der dadurch zu ihm gefunden hat. Durch eine Körperreise kommen wir zunächst in

die völlige Entspannung und Konzentration auf unsere Mitte, um dann den Apfel wirklich genießen zu können. Viele Teilnehmer haben mir immer wieder gesagt, dass sie noch nie einen Apfel so bewusst gegessen haben und dass ihnen ein Apfel auch noch nie so gut geschmeckt hat. Das sind Erfahrungen, die auch für den Alltag wichtig sind: Bewusstes Essen in Dankbarkeit und Offenheit, Achtsamkeit gegenüber den Signalen des Körpers, dem wir dadurch genügend Zeit geben, uns mitzuteilen, wann es genug ist und wir satt sind.

Auch wenn Sie zu Hause alleine fasten und das Fastenbrechen alleine durchführen: Gehen Sie wie hier beschrieben vor und gestalten Sie diesen Wiedereinstieg in das Essen festlich. Der folgende Text für eine Apfelmeditation kann hier eine gute Hilfe sein.

Meditation mit dem Apfel

Das Prinzip ganzheitlicher Ansätze ist das Sich-Bewusst-machen. Dazu gehört auch, sich die Zeit zu nehmen, Dinge wieder neu für sich zu entdecken, genau zu beobachten und zu spüren, wie Körper, Geist und Seele darauf reagieren. Auch wenn es Ihnen komisch vorkommen mag: Probieren Sie diesen meditativen Moment mit einem Apfel einmal aus (Text siehe folgende Seite). Wenn Sie sich darauf einlassen können, werden Sie staunen, welche neuen Welten Sie dadurch entdecken können!

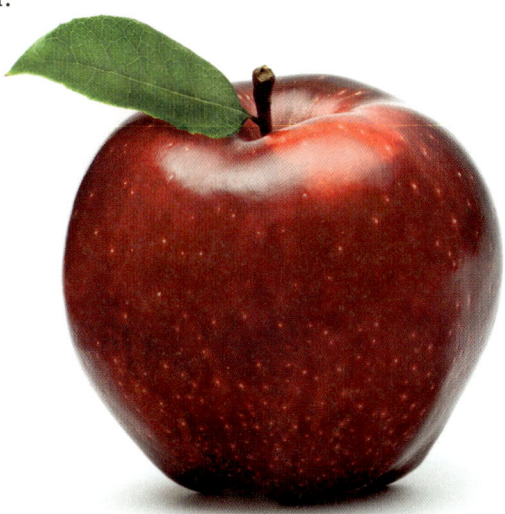

■ Ein knackiger, duftender, verführerischer Apfel wird achtsam gegessen und sein Genuss nach dem Fasten bewusst zelebriert. ■

Apfelmeditation:

Ich breche mein Fasten mit einem schönen reifen Apfel. Das erste Essen – nach so langer Zeit des Verzichts! Jetzt: hineinbeißen! Halt! Nicht so wie immer: hinunteressen, fertig, vergessen. Ich mache mir ein Festessen daraus.

Ich decke mir den Tisch: ein Set, ein Teller, auf dem mein Apfel gut zur Wirkung kommt, Serviette, Messer, ein paar Blumen, zur Feier eine Kerze.
Ich setze mich ganz bequem und warm vor ihn hin. Ich habe Zeit – Zeit für meinen Apfel.

Der Apfel vor mir – ich schaue ihn an. Nichts anderes ist jetzt wichtig. Er allein liegt im Mittelpunkt meines Interesses. Wie sieht er aus? Wie fühlt er sich an? Kalt? Kühl? Glatt? Wie riecht er?

Ich schließe die Augen und ich be-greife ihn:
Ist er ganz rund? Wo sind Blüten und Stiel, wie fühlen sie sich an? Was fällt mir ein, wenn ich ihn anfasse?
Vielleicht die Wiese zu Hause, der Baum, die Eltern ...

Er ist mein Apfel. Ich darf ihn essen.
Er hat zu mir gefunden.
Der Apfel wartet darauf, von mir gegessen zu werden.

Schneiden oder hineinbeißen?
Ich schneide ihn und höre das Geräusch.
Ich schneide ihn in kleine Stücke – viele Stücke.
Wie viel ich zu essen habe!
Eine ganze Mahlzeit – Zeit zum Mahlen.

Herrlich: das Kauen und das Apfelstück!
Wie oft kaue ich jedes Stück? Ich zähle. Bis es flüssig ist ...
Jedem Apfelstückchen schmecke ich nach – schlucke – nehme es auf in mich – dann das nächste.
Der zweite, vierte, siebte Genuss; die Vor-, Haupt- und Nachspeise.

Bin ich schon satt? Nach der Hälfte? Unglaublich!
Was tue ich jetzt? Stehen lassen? Aufessen?
Bekomme ich ein schlechtes Gewissen, etwas liegen zu lassen und
nicht aufzuessen?

Wer entscheidet? Die Augen oder mein Leib?
Doch mein Magen überzeugt mich: Ich bin satt!
Ich habe den Mut, den Rest stehen zu lassen.
Wirklich, ich bin wunderbar satt! Ganz zufrieden! Stolz, dass ich
auf den Rest verzichten konnte.

Ich experimentiere weiter:
Mittags ersetze ich „Apfel" durch „Kartoffelsuppe" und meditiere
noch einmal.
Genieße Löffel für Löffel, „kaue" die Suppe.
Plötzlich bin ich satt.
Ich könnte jetzt noch aufessen. Aber warum?
Mein Körper hat genug (auch wenn mein Kopf anders denkt).
Ich bin zufrieden und satt. Ich danke für diese Erfahrung!
Zeit nehmen und gesammelt essen wird mir helfen, die übliche
Hast und Zerstreutheit, meine Gier auf mehr zu überwinden.
Ich spüre, wann ich satt bin, und lasse den Rest liegen.
Ich lerne daraus, weniger auf den Teller zu tun und lieber noch
einmal nachzufassen, wenn ich wirklich noch etwas brauche.
Ich danke für diese Erfahrung!

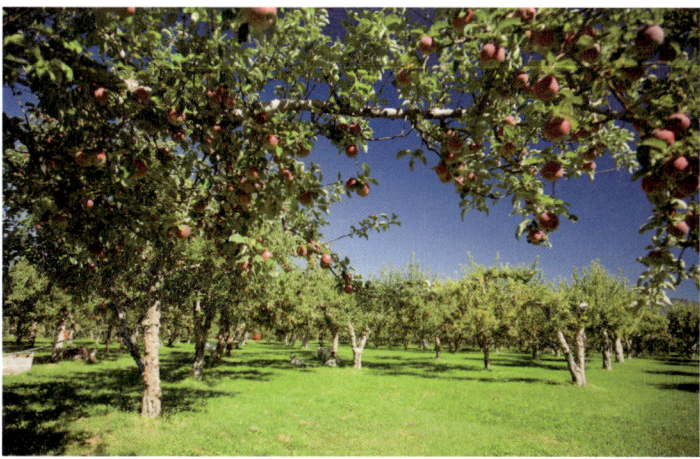

■ Aufbau nach dem Fasten

Wenn wir uns eine nachhaltige Wirkung des Fastens auch in unseren Alltag hinein wünschen, dann ist der Aufbau nach dem Fasten wichtiger als das Fasten selbst. Wenn wir ganz allgemein an Reduktionskuren denken, dann gibt es eine Grenze der Energiezufuhr, oberhalb derer der Körper nicht mehr in das Energieprogramm II (Energieversorgung von innen) umschaltet. Diese Grenze liegt bei 400–450 kcal/Tag. Das bedeutet also, dass wir das eigentliche Fasten mit Energieversorgung von innen nur erleben können, wenn wir weniger als 400– 450 kcal/Tag zuführen. Dies ist bei dem hier zugrunde liegenden Fasten nach Buchinger/Lützner der Fall. Ökonomisch wie unser Körper ist, schaltet er dabei auf Sparflamme um und senkt seinen sogenannten Grundumsatz. Das ist die Energie, die er benötig, um alle lebensnotwendigen Prozesse aufrechtzuerhalten, ohne dass ihm eine körperliche Leistung abverlangt wird. Unser gesamter Energieverbrauch setzt sich zusammen aus dem Grundumsatz, zu dem der sogenannte Leistungsumsatz bei körperlicher Ertüchtigung addiert wird. Dabei nimmt der Grundumsatz bei Menschen mit normaler täglicher Betätigung etwa 75% des gesamten Energieumsatzes ein. Die Absenkung des Grundumsatzes gilt auch für Reduktionskuren mit einer täglichen Energiezufuhr von vielleicht 1000 kcal, bei denen das Energieprogramm I weiterläuft.

■ Beim Fasten wird der Grundumsatz des Körpers gesenkt. ■

Bei der Beendigung einer diätetischen Maßnahme besteht ein wesentlicher Unterschied zwischen Fastenden und Menschen, die eine Reduktionskost durchgeführt haben: Fastende (Energieprogramm II) würden enorme Probleme mit ihrer Verdauung bekommen, wenn sie aus dem Fastenzustand sofort wieder auf „normales" Essen umschalten würden. Da während des Fastens die Enzymproduktion stark eingeschränkt ist, können sie die dann aufgenommene Nahrung gar nicht verdauen, was große Beschwerden bis hin zum Kreislaufkollaps zur Folge haben kann. Menschen nach Reduktionskost (Energieprogramm I) sind noch mit Enzymen versorgt und können daher verhältnismäßig schnell wieder normale Nahrung ohne Beschwerden zu sich nehmen.

Problematisch ist dabei der sogenannte Jo-Jo-Effekt. Dieser tritt dann auf, wenn nach einer Reduktionszeit mit abgesenk-

tem Grundumsatz zu schnell wieder größere („normale")
Energiemengen zugeführt werden, die dann bei der noch vorhandenen Sparsamkeitshaltung des Körpers nicht ge- und
verbraucht, sondern gleich wieder in die Depots eingelagert
werden. Insofern ist es auch nach Reduktionskuren empfehlenswert, eine Aufbauzeit wie nach dem Fasten durchzuführen. Da dies nach dem Fasten schon aus den beschriebenen
physiologischen Gründen notwendig ist (siehe Seite 31), wird
dadurch auch der Jo-Jo-Effekt vermieden, da sich mit der langsam steigenden Energiezufuhr parallel dazu auch der Grundumsatz erhöht.

Es entstehen Unpässlichkeiten und Unwohlsein während des Kostauf-
baus.
Die für den Körper wichtigen Erfahrungen der Fastenzeit werden aus-
radiert.
Schnelles Zurückfallen in alte Gewohnheiten, was zu einem Verlust an
Selbstachtung („Ich schaffe das sowieso nicht!") und zum Jo-Jo-
Effekt führt.

⊖ Zu schneller
und/oder falscher
Kostaufbau

Der Zeitraum umfasst mindestens vier Tage, bei längeren Fastenzeiten
beträgt er ein Drittel der Fastenzeit. Die Aufbauzeit geht in kleinen,
kontinuierlichen Schritten vor sich.
Bei den Nahrungsinhaltsstoffen muss die Reihenfolge beachtet werden: Zu Beginn nur kohlenhydratreiche Nahrung, die später durch
eiweißreiche ergänzt wird. Erst gegen Ende der Aufbauzeit werden die
Fette hinzugeführt. Auf diese Weise kann die Erhöhung des Grundumsatzes mit der Erhöhung der Energiezufuhr Schritt halten, sodass
zwischen zugeführter Energie und verbrauchter Energie ein Gleichgewicht erhalten bleibt.
Das Wohlgefühl der Fastenzeit kann so weiter anhalten und wir neh-
men weiterhin die Signale des Körpers – auch in Bezug auf Sättigung
– wahr.
Wir fühlen uns auf allen Ebenen leicht und leistungsfähig. Wir erleben
Selbstvertrauen, Selbstachtung, Unabhängigkeit, Wertschätzung,
Achtsamkeit und viele weitere Werte, die uns helfen, unsere eigene
Mitte in Gelassenheit und Ruhe auch im Alltag zu finden. Mit Genuss-
mitteln können wir ohne Zwang kontrolliert umgehen.
Der Jo-Jo-Effekt bleibt aus und dies alles vermittelt uns ein erhöhtes
Maß an Glücksgefühlen und Lebensqualität.

⊕ Aufbauzeit nach
dem Fasten

Aufbaurezepte nach dem Fasten

Die folgenden Rezeptideen von der Gesundheitsberaterin und Fastenleiterin (BV-FE) Annegret Coordes[i] sind jeweils für eine Person berechnet und bieten für sieben Aufbautage eine basenreiche und kalorien- bzw. fettarme Kost. Sie zeigen, wie sich unser Körper nach dem Fasten wieder optimal umstellen kann und wie wir mit ihrer Hilfe die im Fasten erfahrenen Dinge mit in unseren Alltag übernehmen können. Nach einer Woche mit diesen Rezepten dürfte eine weitere Gewichtsabnahme von ca. 1 kg erfolgt sein. Hören Sie auf Ihren Körper und essen Sie nur, bis sich ein angenehmes Sättigungsgefühl eingestellt hat (dabei hilft es, langsam und bewusst zu essen und beispielsweise nur einen kleinen Löffel zu verwenden). Auch hier gilt: Alles in Maßen – und das richtige Maß gibt Ihnen Ihr Körper nach diesen Fastentagen vor.

Jede Nahrungsaufnahme sollte von einem ausgiebigen Kauen begleitet werden. So kann sich der Körper optimal auf die Nahrung einstellen und wird in der Folge auch besser verdauen. Diese basische Aufbauwoche können Sie immer wieder mal in Ihrem Alltag durchführen und werden dann sicherlich lange Ihr Wunschgewicht behalten.

■ Bei richtigem Aufbau nach dem Fasten erhöht sich der Grundumsatz schrittweise; so entsteht kein Jo-Jo-Effekt. ■

■ Das Fastenbrechen

Fröhlich in den ersten Tag nach dem Fasten: Voller Freude aufstehen, stolz sein, die Fastentage geschafft zu haben, sich recken und strecken und den Morgenspaziergang besonders genießen, sich auf genussvolles Fastenbrechen mit einem knackigen Apfel freuen.

---

i Annegret Coordes führt auf der Nordseeinsel Juist ein Gästehaus, in dem sie u. a. Fastenkurse anbietet (www.annatur.de).

1 rotwangiger Apfel

■ 1. Mahlzeit
um 10 Uhr

Variante für Magenempfindliche
1 rotwangiger Apfel · 1 Zimtstange · etwas Wasser

Würdigen Sie das besondere Erlebnis mit einer Apfelmeditation
(siehe Seite 46).
Magenempfindliche Menschen dünsten den Apfel, z. B. in einer
dafür vorgesehenen Apfeltonform, mit etwas Wasser und Zimtstange für ca. 30 Minuten – je nach Größe und Festigkeit des
Apfels – im Backofen bei 180 °C.
Beim Verzehr darauf achten, langsam und gründlich zu kauen
und sobald sich Ihr Sättigungsgefühl einstellt, diese erste
Mahlzeit zu beenden.

250 ml frisch gepresster Gemüsesaft

■ Zwischen-
mahlzeit gegen
14.00 Uhr

Alternativ können Sie auch ein entsprechendes Fertigprodukt
in Bioqualität oder einen Kräutertee zu sich nehmen.

Karottensuppe

■ Abendessen
vor 18.00 Uhr

1–2 Möhren (ca. 75 g) · 1 mittelgroßer Apfel
1–2 cm frischer Ingwer, geschält und fein gehackt
½ l Flüssigkeit (Gemüsebrühe, frisch zubereitet oder Instant-
produkt ohne Salz und Fett, Reformhaus) · Kräutersalz
weißer Pfeffer · 2–3 Stängel frische Petersilie oder frischer
Koriander

Möhren putzen, in grobe Stücke schneiden und mit
dem ungeschälten, in Stücke geschnittenen Apfel in
einen Topf gegen. Den Ingwer in ein Tee-Ei füllen, in
den Topf geben und alles mit der Flüssigkeit bissfest
garen.
Tee-Ei entfernen und die Suppe pürieren. Mit wenig
Salz und weißem Pfeffer würzen.
Frische Kräuter mit Stiel klein hacken und über die
Suppe streuen.

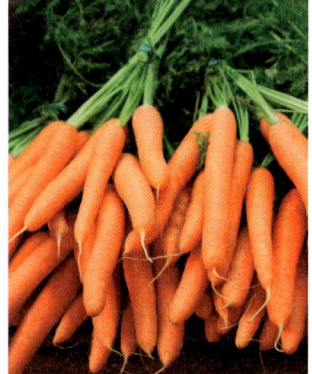

Bitte beachten:
Für die folgenden Aufbautage bis zum ersten spontanen Stuhlgang 2–3 getrocknete Pflaumen oder Feigen in Wasser über Nacht einweichen. Oder morgens 200 ml biologischen Sauerkrautsaft auf nüchternen Magen trinken.
An allen Aufbautagen die Essenzeiten pünktlich einhalten und regelmäßig durchführen, z. B. Frühstück um 08.00/09.00 Uhr, Mittagessen um 12.00/13.00 Uhr und das Abendessen bis 18.00 Uhr abschließen.
Die täglich zugeführte Flüssigkeitsmenge sollte neben 1½ l stillem und reinem Wasser (mit einem geringstmöglichen Mineraliengehalt oder gereinigtes Wasser aus einer Umkehrosmoseanlage)[j] auch ½–¾ l Kräutertee umfassen. Die erste Flüssigkeit immer direkt nach dem Aufstehen zuführen und dann über den Tag verteilt jeweils eine halbe Stunde vor oder zwischen den Mahlzeiten.
Vorbereitung für das Frühstück am ersten Aufbautag: 3 Mandeln, Haselnüsse oder Walnusskerne, ca. 10 Rosinen und 1 TL Sonnenblumenkerne in etwas reinem Wasser über Nacht einweichen.

■ 1. Aufbautag

■ **Nach dem Aufstehen**   Nach dem Aufstehen zunächst ein Glas Wasser (warm oder kalt) und dann die am Vorabend eingeweichten Trockenfrüchte langsam mit ihrem Einweichwasser verzehren oder ein Glas Sauerkrautsaft trinken. Alternativ kann auch 1 EL Leinsaat in reichlich Flüssigkeit (Tee oder Wasser) eingenommen werden.

Einen Morgenspaziergang in frischer Luft oder einige Atem- und Gymnastikübungen am weit geöffneten Fenster durchführen.

---

j   Ausführliche Hinweise zum Thema Trinkwasser und Wasserqualitäten sowie deren Einfluss auf unsere Gesundheit sind in dem Buch „Trinkwasser & Säure-Basen-Balance" von Dr. Hilmar Burggrabe und Dr. Markus Strauß nachzulesen (erschienen in der NaturaViva Verlags GmbH).

Getränk
125 ml lauwarmes Wasser · ca. ¼ l Kräutertee (z.B. Fenchel-Kümmel-Anis-Tee[k])

■ **Frühstück**

Hirse-Buchweizen-Brei
1 EL Buchweizen, mittelfein geschrotet · 1 EL Hirse, mittelfein geschrotet · 200–250 ml Wasser, alternativ: Sojamilch mit Wasser gemischt · Zimt · wenig Agavendicksaft (optional)

Obstsalat nach Saison
¼ Apfel, ungeschält und fein gerieben · ½ Kiwi, geschält und klein geschnitten · ¼ Mango, geschält und klein geschnitten ¼ Papaya, geschält und klein geschnitten · eingeweichte Nüsse, Rosinen und Sonnenblumenkerne · 1 EL Sahne/Rahm, leicht angeschlagen

Hirse und Buchweizen in Wasser oder Sojamilch-Wasser-Mischung kurz aufkochen und bei niedriger Hitzezufuhr ca. 10 Minuten ziehen lassen.
Das Obst mit den klein gehackten Nüssen, den eingeweichten Rosinen und Sonnenblumenkernen zu einem Obstsalat vermischen.
Den fertigen Brei mit Zimt abschmecken und bei Bedarf mit etwas Agavendicksaft süßen, den Obstsalat unterrühren und die leicht geschlagene Sahne darübergeben.

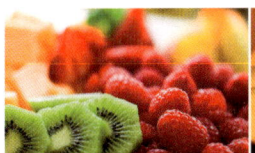 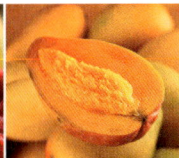 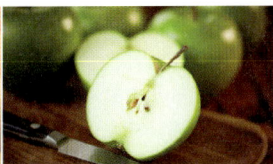

Hinweis:
Dieses basische Frühstück gilt für alle folgenden Aufbautage und wird durch die täglich wechselnden Obstbeigaben genussvoll variiert.

---

k   Diese Zusammenstellung hilft, unangenehme Blähungen zu vermeiden, die während der Aufbautage nach dem Fasten manchmal entstehen können.

■ **Zwischen-** 1 kleiner Apfel (100–120 g) · ¼ l Kräutertee (½ Stunde Abstand)
mahlzeit

■ **Mittagessen** *Salat*
100 g Blattsalat nach Saison und Geschmack, z. B. Endivie,
Kopfsalat, Eichblatt, Eisbergsalat, Feldsalat, Radicchio,
Löwenzahnsalat oder Rucola (von den drei letztgenannten
nur 50–80 g) · 1 Handvoll frische Wild- oder Gartenkräuter
nach Wahl, Blättchen fein gehackt · 1–2 Möhren (ca. 75 g),
geputzt · ½ kleiner Apfel, ungeschält (50–60 g) · ca. 125 g
Spitzkohl/Spitzkabis · ½ Orange oder 1 Mandarine, geschält

Blattsalat waschen und trocken schleudern und in mundgerechte Stückchen zupfen. Mit den frischen Kräutern vermischen.
Möhren und Apfel grob oder fein reiben und vermischen.
Spitzkohl waschen, gut abtropfen lassen und sehr fein schneiden.
Orange oder Mandarine in feine Stückchen schneiden und mit
dem Spitzkohl vermischen.
Salate, geriebene Rohkost und Spitzkohl nebeneinander auf
einem Teller anrichten.

Als Dressing eignen sich die folgenden Salatsaucen:

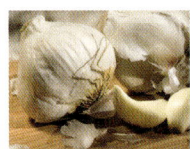

Sauce für Blattsalate mit saurer Sahne
1 EL saure Sahne · 1 TL Mandel- oder Nussmus · ½ TL heller
Balsamicoessig · wenig Meersalz oder Vollsalz · weißer Pfeffer
(nach Geschmack) · ½–1 kleine Knoblauchzehe, geschält und
durchgepresst

Alle Zutaten mit einem Schneebesen gut verrühren.

Öl-Zitrussaft-Sauce für Möhren-Rohkost
½ Orange, Saft · Kräuter- oder Meersalz · Pfeffer nach Wahl
1 EL kalt gepresstes Distel-, Mandel- oder Sonnenblumenöl

Orangensaft in eine kleine Schüssel pressen, Salz und Pfeffer
gut damit verrühren. Dann mit einem Schneebesen das Öl kräftig unterschlagen.

Olivenölsauce für Kohlsalate oder Brokkolirohkost
½ Orange · 1 EL heller Balsamicoessig · wenig Kräutersalz
weißer Pfeffer · etwas gemahlener Kümmel oder Kreuzkümmel
1 EL mildes Olivenöl nativ extra (extra vergine)

Orangensaft in eine kleine Schüssel pressen, Balsamico und
Gewürze gut damit verrühren. Dann mit einem Schneebesen
das Öl kräftig unterschlagen.

Tipp:
Diese Saucen können auch für alle weiteren Salate mit einfachen Veränderungen (unterschiedliche kalt gepresste Öle –
siehe dazu auch die Hinweise auf Seite 169 ff. –, frische
Kräuter und Sprossen, andere Gewürze) nach Lust und Laune
variiert werden.

Kartoffelpüree
1–2 mittelgroße Kartoffeln (ca. 170 g) · 1 EL Sojamilch · 2 EL Wasser · Meer- oder Vollsalz · weißer Pfeffer
Muskatnuss, frisch gerieben

Kartoffeln in der Schale gar dämpfen. Sojamilch und Wasser
lauwarm erhitzen.
Kartoffeln pellen und durch eine Kartoffelpresse oder Passevite
drücken. Mit lauwarmer Soja-Wasser-Milch zu einem cremigen
Brei schlagen, bei Bedarf noch etwas Flüssigkeit zugießen.
Mit Salz, weißem Pfeffer und Muskatnuss abschmecken.

250 ml Gemüsesaft, frisch gepresst   ■ **Zwischen-**
                                             mahlzeit

Statt des frisch gepressten Gemüsesafts können Sie auch fertige Säfte in Bioqualität, z. B. Rote Bete, Tomate oder Misch-
gemüse, verwenden. Achten Sie dabei immer auf die Zucker-
angaben und vermeiden Sie zusätzlich gesüßte Säfte.

■ Abendessen *Süß*

1 Apfel, ungeschält · Zimtpulver oder ½ Vanillestange, aufgeschnitten · 100 g Magerquark · 1 EL Zitronensaft, frisch gepresst · Agavendicksaft (optional)

Apfel in Stücke schneiden und mit wenig Wasser in einem Topf mit Zimt oder Vanille dünsten. Vanillestange entfernen, auskratzen, Apfel im Sud abkühlen lassen und pürieren.
Apfelmus unter den Quark rühren und mit Zitronensaft und bei Bedarf mit Agavendicksaft abschmecken.

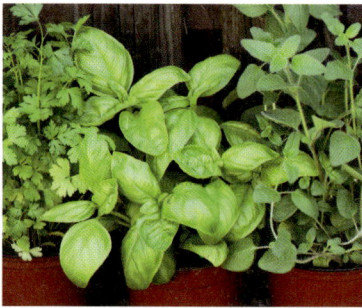

Pikant
gemischte frische Kräuter nach Geschmack (z. B. Basilikum, Borretsch, Brunnenkresse, Dill, Kerbel, Maggikraut, Petersilie, Rauke, Sauerampfer, Schnittlauch, Ysop, Zitronenmelisse)
1 kleines Stück Biogurke (ca. 3 cm)
100 g Magerquark · 1 kleine Knoblauchzehe, geschält · Meer-, Kräuter- oder Vollsalz
Pfeffer

Kräuter kurz waschen, trocken schleudern und so viele Blättchen abzupfen, dass es eine Handvoll ergibt. Kräuter fein hacken.
Gurke mit der Schale fein reiben, etwas salzen und kurz ruhen lassen. Gurkenwasser ausdrücken und weggießen.
Gurken unter den Quark mischen, Kräuter und Gewürze hinzufügen.
Knoblauchzehe pressen und mit der Quarkmischung kräftig verrühren.

Zu beiden Quarkspeisen kann eine Scheibe Knäckebrot gegessen werden.

> **Hinweis:**
> Für den zweiten Aufbautag 2–3 Trockenfrüchte (Pflaumen, Aprikosen oder Feigen) über Nacht in Wasser einweichen.

■ 2. Aufbautag

Siehe Seite 53 für den ersten Aufbautag: Dabei den Obstanteil nach Geschmack und Saison verändern. Im Sommer passen frische Beeren wie Erdbeeren, Heidelbeeren, Himbeeren, Johannisbeeren und Stachelbeeren sehr gut dazu.

■ **Frühstück**

Für die pikante Frühstücksvariante
ca. 150 g rohes Gemüse, geputzt oder geschält · Kräutersalz
Pfeffer · frische Kräuter, fein gehackte (z. B. Rosmarin)

Gemüse klein schneiden und unter den Brei mischen. Mit Salz, Pfeffer und frischen Kräutern würzen.

1 Karotte oder ½ Bund Radieschen (ca. 60 g)

■ **Zwischen-
mahlzeit**

Bunter Salatteller und grüne Suppe

■ **Mittagessen**

100 g Blattsalate nach Saison und Geschmack · 1 Handvoll frische Wild- oder Gartenkräuter nach Wahl, Blättchen fein gehackt
100 g Fenchel, geputzt · 1 Apfel, halbiert und Kerngehäuse entfernt · 3–6 Walnusskerne
100 g rohe Rote Bete (ca. ½ Knolle), dünn geschält
2 TL Kokosraspel

Blattsalat
Für den gemischten Blattsalat die Sauce mit saurer Sahne (siehe Seite 54) zubereiten, statt hellem Balsamico dunklen Aceto Balsamico oder Apfelbalsamessig verwenden.
Blattsalate mit den Kräutern und der Sauce vorsichtig vermischen und auf einem großen Teller anrichten.

Fenchel-Apfel-Rohkost
Fenchel und ½ Apfel in hauchdünne Scheiben hobeln.
Öl-Zitrussaft-Sauce (siehe Seite 54) zubereiten und als Öl kalt gepresstes Walnussöl verwenden.
Salatsauce über die Fenchel- und Apfelscheiben gießen und vorsichtig vermischen, Walnusskerne hacken, darüberstreuen und die Rohkost neben dem Blattsalat anrichten.

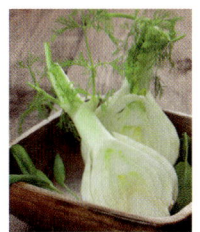

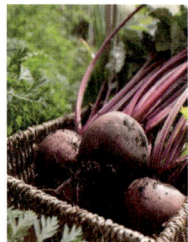

Rote-Bete-Apfel-Rohkost
Rote Bete mit der restlichen Apfelhälfte auf einer Raffel fein
reiben
Öl-Zitrussaft-Sauce (siehe Seite 54) zubereiten und über die
Rote-Bete-Apfel-Rohkost gießen. 1 TL Kokosraspel unter die
Rohkost mischen.
Neben den beiden anderen Salaten anrichten und zum Schluss
noch 1 TL Kokosraspel darübergeben.

Blumenkohl-Brokkoli-Suppe
250 g Blumenkohl, geputzt · 100 g Kartoffeln, geschält
100 g Brokkoli, geputzt · ½ l Sojamilch mit Wasser 1:1 vermischt · Meer-, Kräuter- oder Vollsalz · weißer Pfeffer, frisch
gemahlen · grünes Currypulver[l], alternativ: ½ TL Kurkuma,
¼ TL Ingwerpulver, ¼ TL Korianderpulver, ½ TL Petersilie,
½ TL Dill

Blumenkohl, Kartoffeln und Brokkolistiel in Stücke schneiden
und in Wasser weich garen.
Nach 10 Minuten Brokkoliröschen separat in wenig Wasser nur
bissfest dämpfen.

Blumenkohl mit Kartoffeln und Brokkolistiel durch ein Sieb abgießen, etwas von der Kochflüssigkeit auffangen. Mit wenig
Kochflüssigkeit und der Sojamilch-Wasser-Mischung zu einer
cremigen Suppe pürieren.
Mit den Gewürzen abschmecken, Brokkoliröschen in die Suppe
geben und servieren.

■ **Zwischen-** 125 g Schafs- oder Ziegenjoghurt, natur
mahlzeit (alternativ: Naturjoghurt)

---

l   Es gibt inzwischen viele exotische Gewürzmischungen, die unsere Küche
bereichern. Achten Sie beim Kauf darauf, dass sie aus Biogewürzen hergestellt
wurden und keine Geschmacksverstärker (Glutamat) oder Jodsalz enthalten. Da
häufig Salz dabei ist, kann auf eine weitere Salzgabe meist verzichtet werden.

Avocadodip   ■ **Abendessen**
1 reife Avocado · Saft von ½ Zitrone · 100 g Magerquark
¼ Zwiebel, geschält und klein gehackt · ½ Knoblauchzehe,
geschält und durchgepresst · Meer-, Kräuter- oder Vollsalz
weißer Pfeffer oder 1 Prise Cayenne · ½ TL Kreuzkümmelpulver (optional) · 1 Handvoll frische Kräuter, fein gehackt
(z. B. Dill, Koriander, Petersilie oder Schnittlauch)

Avocado schälen, Kern entfernen, Fruchtfleisch mit dem Zitronensaft übergießen und mit einer Gabel fein zerdrücken.
Magerquark mit Zwiebel, Knoblauch und den trockenen Gewürzen gut vermischen. Avocadopüree unterrühren und zum
Schluss die Kräuter unterheben.
Der Avocadodip kann mit einer Scheibe Knäckebrot gegessen
werden.

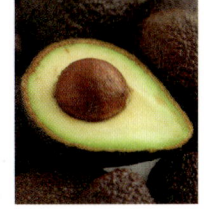

■ 3. Aufbautag

Siehe Seite 53 für den ersten Aufbautag oder wie auf Seite 57   ■ **Frühstück**
die pikante Variante.
Beim Brei kann der Buchweizen auch gegen frisch geschrotetes
Quinoa oder geschroteten Amaranth ausgetauscht werden.

Karotten-Mango-Saft   ■ **Zwischen-**
2 Bio-Karotten · 1 reife Mango (nach Saison),   **mahlzeit**
alternativ: Saft von 1 Orange

Karotten putzen und Mango schälen und Fruchtfleisch vom
Kern schneiden. Karotten und Mango in einem schonend arbei-
tenden Entsafter auspressen.[m]
Alternativ 250 ml ungesüßten Fertigsaft in Bioqualität nach
Geschmack verwenden.

---

m Nicht jeder Entsafter arbeitet auch vitalstoffschonend. Wer sich die Mühe
macht, seine Säfte selbst herzustellen, sollte hierfür einen Entsafter benutzen,
der durch seine Entsaftungstechnik (keine Zentrifuge) empfindliche Vitamine,
Enzyme und sekundäre Pflanzeninhaltsstoffe erhält. Eine Auswahl an Anbietern,
die diese speziellen Entsafter anbieten, kann kostenlos beim Leserservice des
Verlags (siehe Anhang) angefordert werden.

■ Mittagessen *Bunter Sprossensalat mit Tomaten und Schafskäse,*
Polenta mit feiner Zitronenbutter
1 Bund Rucola in Bioqualität · ca. 250 g reife Roma-Tomaten
¼ Paprikaschote, rot oder gelb · ca. 100 g gemischte Sprossen
in Bioqualität, z. B. Alfalfa, Amaranth, Kresse, Linsen,
Radieschen, Rote Bete, Mungobohnen, Sonnenblumenkerne
1 Bund frisches Basilikum, Blätter abgezupft (alternativ:
glatte Petersilienblätter) · einige Blättchen grüner Senf
(Brassica juncea)[n] · 180 g Schafsfeta, in Würfel geschnitten

30 g Instantpolenta (Maisgrieß) · 1 TL Butter oder Olivenöl
½ EL Butter · Saft von ½ Zitrone · ½–1 EL Agavendicksaft
Salz und Pfeffer · einige Zweige glattblättrige Petersilie,
Blättchen fein gehackt

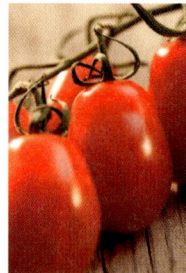

Salat
Rucola waschen, trocken schleudern und in mundgerechte
Stückchen zupfen. Von den Tomaten den Strunk und von den
Paprika den Stiel und die weißen Scheidewände entfernen.
Tomaten und Paprika in feine Würfel schneiden, mit den Spros-
sen vermischen und auf einem Teller anrichten.
Olivenöl-Sauce von Seite 55 herstellen, aber statt des hellen
Balsamicos einen dunklen Aceto Balsamico verwenden und
noch ½–1 Knoblauchzehe dazupressen.
Basilikum- und Senfblätter fein schneiden und über den Salat
streuen. Salatsauce darübergießen und zum Schluss die Feta-
würfel darauflegen.

Polenta
Polenta nach Packungsvorschrift zubereiten und Butter oder
Olivenöl ins Kochwasser geben.
Butter bei geringer Wärmezufuhr zerlassen, den Zitronensaft
unter kräftigem Rühren angießen. Sauce würzen und erhitzen,
jedoch nicht kochen lassen.
Fein gehackte Petersilie kurz vor dem Servieren einstreuen und
die Sauce über die Polenta träufeln.

---

n Die jungen Blättchen des grünen Senfkohls besitzen ein würziges, deutlich
nach Senf schmeckendes Aroma und sind manchmal in Wildsalatmischungen
enthalten.

125 g Schafs- oder Ziegenjoghurt, natur (alternativ: Naturjoghurt oder Magerquark) · 100 g Früchte nach Saison

■ **Zwischen-**
mahlzeit

Früchte waschen, falls nötig entkernen, klein schneiden und
unter den Joghurt mischen. Wer zusätzliche Süße benötigt,
kann z.B. etwas Honig, Agaven-, Birnen- oder Apfeldicksaft
oder eine zerdrückte ½ Banane untermischen.

1 Scheibe Kastanien- oder Maisbrot[o] · 50 g Kräuterquark
(Magerstufe) · 1 Tomate · ½ Kästchen frische Kresse

■ **Abendessen**

Brotscheibe mit Kräuterquark bestreichen. Von der Tomate den
Strunk entfernen und die Tomate in dünne Scheiben schneiden
und auf das Quarkbrot legen. Zum Schluss mit der kurz mit kaltem Wasser überbrausten trocken geschüttelten Kresse bestreuen.

Hinweis
Wenn Sie an diesem Aufbautag noch keinen spontanen
Stuhlgang hatten, hilft ein kleiner Einlauf vor dem Frühstück
am folgenden vierten Aufbautag dem Darm auf die Sprünge.
Auch ein Glas lauwarmes Wasser direkt nach dem Aufstehen
ist hilfreich.

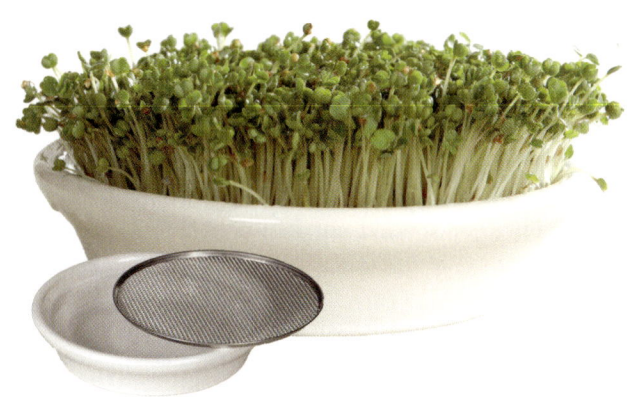

■ Frische Sprossen
lassen sich ganz ein-
fach ziehen – sie
sind voller Vitamine,
Enzyme und
Mineralstoffe. ■

---

o   Sowohl gluten- als auch hefefrei und daher besonders leicht zu verdauen. Im
Bioladen und Reformhaus erhältlich, alternativ glutenfreies Brot aus den Diät-
angeboten der Supermärkte.

■ 4. Aufbautag

■ Frühstück　Siehe Seite 53 für den ersten Aufbautag oder wie auf Seite 57 die pikante Variante.

Beim Brei kann der Buchweizen auch gegen frisch geschrotetes Quinoa oder geschroteten Amaranth ausgetauscht werden.

■ Zwischen-
mahlzeit　1 reife Birne · 3–6 Mandeln

Birnensaison ist bei uns ab Juli bis Oktober. Falls die Birnen noch nicht reif sind, zusammen mit einem Apfel für 1–2 Tage in einem geschlossenen Gefäß lagern, sie reifen sehr schnell nach. Außerhalb der Birnensaison können Sie einen Apfel oder 100 g Weintrauben essen.

■ Mittagessen　*Salate*
ca. 100 g Knollensellerie, geputzt · ½ Apfel, ungeschält, Kernhaus entfernt · 1 Scheibe Ananas, ca. ½ cm dick
½ Bund Petersilie, Blättchen fein gehackt
100 g Endiviensalat · 1 TL Meerrettich, ungeschwefelt
1 TL Agavendicksaft (optional)
100 g Weißkohl/Weißkabis · ½ Apfel, ungeschält, Kernhaus entfernt · 1 Kiwi, geschält · Saft von ½ Apfelsine oder Zitrone

Sellerie-Apfel-Rohkost
Sellerieknolle und Apfel auf der Rohkostreibe fein raspeln. Ananasscheibe in kleine Würfel schneiden und mit der Sellerie-Apfel-Rohkost vermischen.
Sauce mit saurer Sahne (siehe Seite 54) zubereiten, statt Nussmus kalt gepresstes Nuss- oder Distelöl verwenden.
Sauce mit der Rohkost und der fein gehackten Petersilie vermischen und auf einem großen Teller anrichten.

Endiviensalat
Endiviensalatblätter waschen, trocken schleudern und in sehr feine Streifen schneiden.
Sauce mit saurer Sahne (siehe Seite 54) zubereiten, statt saurer Sahne jedoch Naturjoghurt und statt Balsamico frischen Zitronensaft verwenden. Meerrettich unterrühren und bei Be-

darf mit Agavendicksaft abschmecken. Sauce mit dem fein geschnittenen Endiviensalat vermischen und auf dem Teller neben der Rohkost anrichten.

Weißkohlsalat
Weißkohl und Apfel auf der Rohkostreibe fein raspeln. Kiwi in kleine Würfel schneiden.
Öl-Zitrussaft-Sauce (siehe Seite 54) mit Arganöl herstellen.
Kiwiwürfel unter die Weißkohl-Apfel-Rohkost mischen, Sauce darübergießen und gut untermischen. Neben den anderen beiden Salaten auf dem Teller anrichten.

Zucchini-Tomaten-Auflauf
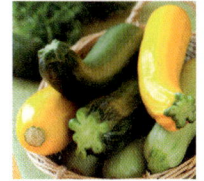
½ Zucchini (ca. 100 g) · ca. 250 g reife Roma-Tomaten, Strunk entfernt · ½ Kugel Mozzarella (ca. 60 g)
2–3 EL Olivenöl · 1 TL Basilikum, gerebelt · 1 TL Thymian, gerebelt · 1 TL Oregano, gerebelt · Meer-, Kräuter- oder Vollsalz

Backofen auf 160 °C vorheizen.
Zucchini in dünne Scheiben hobeln, Tomaten und Mozzarella in möglichst dünne Scheiben schneiden.
Mit den Zucchinischeiben beginnen und dann eine Lage Tomatenscheiben in einer Auflaufform darübergeben. Mit etwas Olivenöl beträufeln, einige trockene Kräuter zwischen den Händen zerreiben und über das Gemüse verteilen. Nur leicht salzen.
Eine weitere Zucchini-Tomaten-Schicht in die Form geben, wieder würzen, salzen und Öl darüberträufeln.
Mit Mozzarella abschließen und im vorgeheizten Ofen ca. 45 Minuten garen, gegen Ende bei Bedarf auf 180 °C erhöhen und leicht gratinieren.

Hirsebeilage
50 g Hirse · 150 ml Tomatenpassata mit Wasser oder Gemüsebrühe vermischt

Hirse heiß waschen und in Tomatenpassata mit Wasser oder in Gemüsebrühe einmal käftig aufkochen. Dann die Hitzezufuhr abstellen (bei Gas: kleinste Flamme) und 20–30 Minuten bei geschlossenem Deckel ziehen lassen. So wird die Hirse schön locker.

Fertig gegarte Hirse bei Bedarf nachsalzen und zum Auflauf servieren.

■ **Zwischen-** 1 Banane oder 1 Stück Obst nach Jahreszeit
mahlzeit oder 100 g frische Beeren

■ **Abendessen** *Tomatensuppe*
½ Zwiebel, geschält · 1 Knoblauchzehe, geschält
1 TL Olivenöl · 10 ml Wasser · 350 g reife Tomaten, Strunk entfernt · Kräutersalz und Pfeffer · ½ Bund Basilikum, Blättchen fein geschnitten · 1 TL Sahne/Rahm, leicht angeschlagen, oder 1 TL saure Sahne

Zwiebeln und Knoblauch klein würfeln, in heißem Ölivenöl hellgelb anbraten, mit 10 ml Wasser ablöschen und leicht köcheln lassen.

Tomaten in Würfel schneiden, zum Zwiebel-Knoblauch-Sud in den Topf geben und ca. 15 Minuten darin kochen. Bei Bedarf noch Wasser angießen.

Tomatensuppe durch ein Sieb passieren, mit den Gewürzen abschmecken und zum Schluss das Basilikum unterrühren. Mit einem Klecks angeschlagener Sahne oder saurer Sahne servieren.

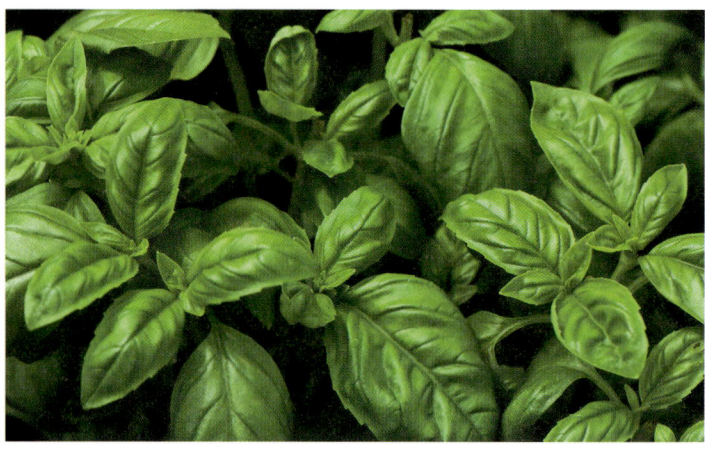

■ 5. Aufbautag

Siehe Seite 53 für den ersten Aufbautag oder wie auf Seite 57
die pikante Variante.
Beim Brei kann der Buchweizen auch gegen frisch geschrotetes
Quinoa oder geschroteten Amaranth ausgetauscht werden.

■ Frühstück

250 ml Buttermilch oder Kefir

■ Zwischen-mahlzeit

Bunter Salatteller mit Linsen und Pellkartoffeln mit Kräuterquark
2–3 Kartoffeln (ca. 200 g) · pikanter Kräuterquark
(siehe Seite 56, mit 125 g Magerquark zubereitet)

■ Mittagessen

Salat
30 g Belugalinsen, am Vortag nach Packungsvorschrift gegart
100–150 g Gemüsereste der Vortage (z. B. Zucchini, Tomaten,
Spitzkohl, Paprikaschote, Salatgurke) · 50 g Blattsalate

Saft von ½ Zitrone · ½ EL Aceto Balsamico oder Apfel-
balsamico · ½–1 Knoblauchzehe, geschält und durchgepresst
schwarzer Pfeffer, frisch gemahlen · ½ TL Agavendicksaft
1 EL natives Sesamöl · 1 Handvoll frische Kräuter nach
Geschmack und Saison, Blättchen fein gehackt (alternativ:
TK-Ware in Bioqualität) · 1 EL Gomasio[p]

Kartoffeln waschen und bürsten, in der Schale gar dämpfen.
Damit der Kräuterquark noch lockerer wird, mit etwas kohlen-
säurehaltigem Mineralwasser cremig rühren.

Für den Salat das Gemüse putzen oder schälen und fein würfeln, raspeln oder hobeln. Blattsalat je nach Sorte fein schneiden oder in mundgerechte Stückchen zupfen.
Zitronensaft mit Balsamico mischen, Knoblauch, Pfeffer und
Agavendicksaft einrühren, das Öl kräftig unterschlagen. Sauce
mit den Linsen vermischen, Blattsalate und Gemüse unterheben und mit den frischen Kräutern und dem Gomasio bestreuen.

---

p Gomasio stammt aus der japanischen Küche: Das ist gerösteter Sesam, der mit
Meersalz geschrotet wurde. Auch hier ist es sinnvoll, auf Bioqualität zu achten.

■ **Abendessen** *Tofugeschnetzeltes mit Couscous*
30 g Cous Cous · 250 ml kochendes Wasser · 1 TL natives
Olivenöl

1 kleine Zwiebel, geschält · 1 EL Olivenöl · 200 g Bio-Räucher-
tofu, gewürfelt · 1–2 EL milde Sojasauce (z. B. Shoyu)
1 TL Paprikapulver, edelsüß · 1 TL Currypulver, mittelscharf
1–2 EL frische Kräuter z. B. Koriander, Dill oder glattblättrige
Petersilie, gehackt

Couscous mit kochendem Wasser übergießen, ziehen lassen und
mit den Händen die Flüssigkeit einkneten. 1 TL Olivenöl dazu-
geben, Couscous mit einem Holzlöffel auflockern und weiter-
kneten, bis sich das Volumen fast verdoppelt hat. Couscous in
ein feines Metallsieb geben und über Wasserdampf noch ca. 15
Minuten ausquellen lassen.

Zwiebel klein würfeln und in einer Pfanne mit Olivenöl anbraten. Tofuwürfel hinzufügen, mitbraten und mit Sojasauce und
etwas Wasser ablöschen. Mit Paprika- und Currypulver würzen
und auf der ausgeschalteten Platte nachköcheln lassen (bei
Gas: kleinste Flamme).

Tofu über dem Couscous verteilen, Kräuter darüberstreuen und
servieren.

■ 6. Aufbautag

■ **Frühstück** Siehe Seite 53 für den ersten Aufbautag oder wie auf Seite 57
die pikante Variante.
Beim Brei kann der Buchweizen auch gegen frisch geschrotetes
Quinoa oder geschroteten Amaranth ausgetauscht werden.

■ **Zwischen-** 1 Stück Obst nach Jahreszeit
mahlzeit

Salatteller
100 g Blattsalate nach Saison und Geschmack, gewaschen und trocken geschleudert · 1 Handvoll frische gemischte Kräuter, Blättchen gehackt · 1 TL Tomatenmark · 1 TL Agavendicksaft

100 g Pastinaken, geschält · 1 Apfel, ungeschält, halbiert und Kerngehäuse entfernt · 1 Bund Petersilie, Blättchen fein gehackt

100 g Rotkohl/Rotkabis · 1 Orange · Knoblauch · Salz Pfeffer · saure Sahne oder Naturjoghurt

Blattsalat
Blattsalat je nach Sorte fein schneiden oder in mundgerechte Stückchen zupfen. Die fein gehackten Kräuter untermengen.
Sauce mit saurer Sahne (siehe Seite 54) oder mit einem anderen Sauermilchprodukt, z. B. Joghurt, Buttermilch oder Kefir, herstellen. Die Sauce mit Tomatenmark und Agavendicksaft abschmecken.
Sauce mit dem Blattsalat vermischen und auf einem großen Teller anrichten.

Pastinaken-Apfel-Rohkost
Pastinake und ½ Apfel auf der feinen Rohkostreibe raspeln. Mit der Hälfte der Petersilie vermischen (die andere Hälfte für die Suppe beiseitestellen).
Öl-Zitrussaft-Sauce (siehe Seite 54) mit einem Öl nach Wahl herstellen und unter die Rohkost mischen.

Rotkohlsalat
Rotkohl und die zweite Apfelhälfte auf der feinen Rohkostreibe raspeln. Orange schälen und das Fruchtfleisch in Würfel schneiden. Mit der Rotkohl-Apfel-Rohkost vermischen. Öl-Zitrussaft-Sauce (siehe Seite 54) mit Öl nach Wahl herstellen und unter die Rohkost mischen.

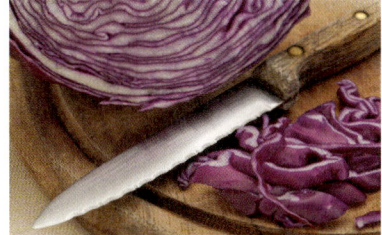

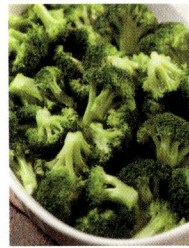

Bunte Gemüsesuppe
ca. 250 g gemischtes Gemüse (Reste der Vortage verwenden, z. B. Zucchini, Paprika, Sellerie, Weißkohl, Pastinaken, Möhren, Lauch, Brokkoli- und Blumenkohlröschen)
250–300 g Kartoffeln, geschält · 500 ml Gemüsebrühe (bei Instantprodukten auf den Salz- und Fettgehalt achten)
Meer-, Kräuter- oder Vollsalz · schwarzer Pfeffer, frisch gemahlen

Das Gemüse und die Kartoffeln in mittelgroße Würfel schneiden. Wurzel- und Knollengemüse (Sellerie, Pastinaken, Möhren) sowie Weißkohl und Kartoffeln mit der Gemüsebrühe in einem weiten Topf zum Kochen bringen und ca. 10 Minuten köcheln lassen. Dann die restlichen Gemüsesorten (Zucchini, Paprika, Brokkoli- und Blumenkohlröschen) hinzufügen und in der Suppe einige Minuten bissfest garen.
Überschüssige Flüssigkeit abnehmen und für den nächsten Tag aufheben (die Suppe sollte eher einen Eintopfcharakter haben). Gemüsesuppe mit Salz und Pfeffer abschmecken und zum Schluss mit der restlichen Petersilie bestreuen.

■ **Abendessen**   1 Tomate, Strunk entfernt · ¼ Bio-Salatgurke, ungeschält
1 Scheibe Kastanienbrot oder Amaranthbrot (alternativ: 2 Scheiben Knäckebrot) · 1 geh. TL Frischkäse · 1 EL frische gemischte Kräuter, fein gehackt (z. B. Petersilie, Schnittlauch, Dill und Zitronenmelisse) · 1 Scheibe Käse nach Geschmack, 30 % i. Tr. (ca. 40 g)

125 g Naturjoghurt oder 125 ml Kefir

Tomate und Gurken in Scheiben schneiden. Das Brot mit dem Frischkäse bestreichen, mit den Kräutern bestreuen, Tomatenscheiben auflegen, Käse darüberlegen und mit den Gurkenscheiben abschließen.

■ 7. Aufbautag

Siehe Seite 53 für den ersten Aufbautag oder wie auf Seite 57 die pikante Variante.
Beim Brei kann der Buchweizen auch gegen frisch geschrotetes Quinoa oder geschroteten Amaranth ausgetauscht werden.

■ Frühstück

250 ml Buttermilch

■ Zwischen-mahlzeit

Salate
1 Chicorée · ½ TL Senf · 1 Mandarine
75 g Möhren · ½ Orange, geschält · ½–1 cm frischen Ingwer
100 g Blattsalate nach Saison und Geschmack · 1 Handvoll Kapuzinerkresseblüten

■ Mittagessen

Chicorée-Mandarinen-Salat
Chicorée halbieren, inneren harten Strunk entfernen. Chicoréeblätter waschen und fein schneiden.
Öl-Zitrussaft-Sauce (siehe Seite 54) mit Mandel- oder Walnussöl zubereiten und den Senf unterrühren.
Mandarine schälen, einzelne Segmente in Stücke schneiden. Mit der Sauce und den Chicoréestreifen vermischen und auf einem großen Teller anrichten.

Möhren-Ingwer-Rohkost
Möhren waschen, putzen und auf der feinen Rohkostreibe raspeln. ½ Orange in Würfel schneiden und mit den Möhren mischen. Öl-Zitrussaft-Sauce (siehe Seite 54) mit Distelöl herstellen. Ingwer schälen, grob zerkleinern und durch eine Knoblauchpresse in die Sauce drücken. Möhrenrohkost mit Orangenstücken und der Sauce gut vermischen und auf dem großen Teller neben dem Chicorée anrichten.

Blattsalate mit Kapuzinerkresseblüten
Die Blattsalate putzen und waschen, je nach Sorte fein schneiden oder in mundgerechte Stückchen zupfen.
Sauce mit saurer Sahne (siehe Seite 54) oder mit Natur-, Schafs- oder Ziegenmilchjoghurt herstellen und mit dem Blattsalat vermischen, auf dem Teller mit Kapuzinerkresseblüten anrichten.

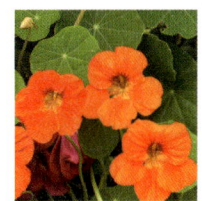

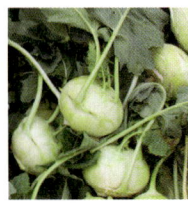

Gefüllter Kohlrabi
1 Kohlrabiknolle · 1 kleine Lauchstange · ½ Möhre
¼ Paprikaschote, rot oder gelb · 50 g rote Linsen · Meer-,
Kräuter- oder Vollsalz · ½ TL Kurkuma · ¼ TL Kreuzkümmelpulver · 1 EL Frischkäse · 1 Bund Petersilie, Blättchen fein
gehackt · 1 EL Parmesan oder Pecorino, frisch gerieben

Kohlrabi schälen und am Stück in etwas leicht gesalzenem
Wasser 15 Minuten garen. Den oberen Deckel abschneiden und
beiseitelegen. Die Knolle vorsichtig z.B. mit einem Kugel-
ausstecher aushöhlen und das ausgehöhlte Kohlrabifleisch
eventuell mit etwas Garflüssigkeit pürieren.
Lauch waschen, längs halbieren, in feine Scheiben schneiden.
Möhre waschen und putzen. Zusammen mit der Paprika fein
würfeln, mit dem Lauch und dem Kohlrabipüree vermischen.
Backofen auf 150 °C vorheizen.
Linsen in ein Sieb geben und gut abspülen. Mit reichlich Wasser
in 10–12 Minuten gar kochen und dann abtropfen lassen.
Linsen, Gemüse und Gewürze mit dem Frischkäse und den
Kräutern mischen und abschmecken.
Die Mischung in die ausgehöhlte Kohlrabiknolle füllen, mit ge-
riebenem Hartkäse bestreuen und den Deckel aufsetzen. Übrige
Füllung in eine Auflaufform füllen und mit ein wenig Wasser
verdünnen. Gefüllten Kohlrabi hineinsetzen und im Backofen
30–45 Minuten schmoren (zwischendurch prüfen, ob die
Flüssigkeit ausreicht).

■ **Abendessen** *Kürbis-Ingwer-Suppe*
1–2 cm frischer Ingwer · 1 Zwiebel · 2 EL Kürbiskernöl
250–350 ml Wasser · ¼ Hokkaidokürbis (ca. 250 g) · 3 Kartoffeln, geschält (ca. 200 g) · 1 TL Kurkuma · ½ TL Meer-
oder Kräutersalz · 1 Prise grüner Pfeffer, frisch gemahlen
1 Prise Zimtpulver · ½ TL Kreuzkümmelpulver · 1 EL Kokosraspel · ½ TL Honig · 2 EL Sahne/Rahm, leicht anschlagen
1–2 EL Kürbiskerne, in der Pfanne ohne Fett geröstet

Zwiebel und Ingwer schälen, fein hacken, kurz in Kürbiskernöl
anbraten, mit ein wenig Wasser ablöschen und weitergaren.
In der Zwischenzeit den Kürbis putzen, Kerne entfernen und
Fruchtfleisch mit Schale in grobe Stücke schneiden, ein kleines

Stück beiseitestellen. Kürbis in den Topf zu den Ingwer-Zwiebeln geben und mit dem restlichen Wasser auffüllen.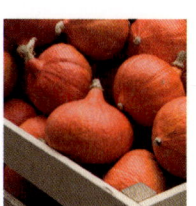
Kartoffeln in Stücke schneiden, hinzufügen, Gewürze und Kokosraspel bis auf den Honig einrühren und alles ca. 12 Minuten kochen.
Beiseitegelegtes Kürbisstück in sehr feine Würfel schneiden. Die Suppe pürieren, nun die klein geschnittenen Kürbiswürfel unterheben. Die Suppe sollte eine dickcremige Konsistenz haben, bei Bedarf mit etwas kochendem Wasser verdünnen.
Noch wenige Minuten wenig köcheln lassen, bis die Kürbiswürfel bissfest gegart sind.
Mit Honig, Salz und Pfeffer abschmecken und die angeschlagene Sahne vorsichtig unterziehen.
Angeröstete Kürbiskerne und ein Tropfen Kürbiskernöl runden die Suppe ab.
Dazu können Sie 1 Scheibe Maisbrot mit 20 g Butter bestrichen essen.

Hinweise für die Zeit nach den Aufbautagen
Nach einer Woche dieser Ernährung kann am Morgen auch ein Frischkornmüsli als *Frühstück* dienen, dabei möglichst immer nur eine Sorte Getreide wie Dinkel, Kamut oder Hafer (geschrotet) verwenden. Dafür Dinkel oder Kamut über Nacht mit Wasser (im Kühlschrank) oder mit einem Sauermilchprodukt wie z. B. Joghurt, Buttermilch oder Kefir (außerhalb vom Kühlschrank) ansetzen; den geschroteten Hafer am Morgen mit Wasser für 10–20 Minuten ansetzen. Frisches Obst dazuschneiden, nach Geschmack angeschlagene Sahne zufügen und nicht süßen.

Brot und Brötchen nur in Vollkornqualität kaufen (s. Seite 152 f.). Pro Tag maximal ein bis zwei Scheiben Vollkornbrot und ein Vollkornbrötchen, die durch Kastanien-, Amaranthbrot und andere Alternativen ersetzt werden können.
Gewusst, was und wann: Rohkostmahlzeiten bis spätestens 16.00 Uhr essen, am Abend ist für unseren Stoffwechsel eher eine Suppe oder gedünstetes Gemüse gut, kein Brot. Nudeln, Reis und Kartoffeln sind für die Mittagsmahlzeit günstiger.

Naturheilkundliche Hilfe zur Selbsthilfe – nicht nur für die Fastenzeit

Wie im täglichen Leben, so können auch beim Fasten Unpässlichkeiten auftreten, für deren Beseitigung man nicht immer gleich nach Medikamenten greifen muss, sondern sich natürlicher Hilfen bedienen kann. Die Symptome sind alphabetisch geordnet, wenn es um detailliertere Beschreibung von Anwendungen geht, ist auf die entsprechenden Kapitel hier im Buch hingewiesen.

■ Blutdruck

Allgemein herrscht die Meinung, dass beim Fasten der Blutdruck sinke. Dies trifft dann zu, wenn er im Alltag erhöht ist. Richtig ist, dass sich der Blutdruck beim Fasten normalisiert: Bei zuvor erhöhtem Blutdruck sinkt er, bei normalem und niedrigem zeigt er aber kaum Veränderungen an. Wichtig ist hier zu erwähnen, dass Menschen, die blutdrucksenkende Medikamente einnehmen, das hier beschriebene „Fasten für Gesunde" nicht einfach selbst durchführen können. Hier ist in jedem Fall die Begleitung der Fastenmaßnahme durch einen **fastenerfahrenen Arzt** zu empfehlen! Das Fasten beeinflusst individuell unterschiedlich die Wirkung der blutdrucksenkenden Mittel, sodass dadurch durchaus Komplikationen entstehen könnten. Das Absetzen solcher Medikamente kann immer nur in Absprache mit dem behandelnden Arzt und in seiner Verantwortung erfolgen.

■ Wer blutdrucksenkende Medikamente einnimmt, sollte das Fasten nur unter ärztlicher Aufsicht ausüben. ■

Während des Fastens auftretender zu niedriger Blutdruck, der oft als Kreislaufschwäche bezeichnet wird, ist nicht so häufig. Er wird immer wieder mit Unterzuckerung verwechselt, die ähnliche Symptome zeigt. Diese ist meist begleitet durch kalte Hände, Zittrigkeit und kalten Schweiß auf der Stirn (siehe auch Seite 74).

Ist die Ursache der Beschwerden tatsächlich ein **zu niedriger Blutdruck**, was durch Messen festgestellt werden kann, so sind folgende Anwendungen empfehlenswert:

Kaltes Armbad oder kalte Waschungen im oberen Körperbereich (Arm, Nacken, Gesicht, Brust; siehe dazu Seite 110 ff.).

Gymnastische Übungen an frischer Luft, Taulaufen, allmorgendliches Trockenbürsten (siehe Seite 96 ff.).
Einnahme von Rosmarin-, Ingwer-, Ginseng-, Grün- oder sogar Schwarztee (Hinweise Seite 126).

■ Fastenausschlag

Beim Fasten kann sich die Hautsituation verändern, bis hin zu einem Fastenausschlag. Das bedeutet nichts anderes als dass der Körper die Haut als Ausscheidungsorgan (die „dritte Niere") nutzt. Er versucht, bei der Entgiftung des Körpers frei gewordene Stoffe über die Haut auszuscheiden, insbesondere dann, wenn Nieren und Darm an die Grenzen ihrer Ausscheidungskapazität gekommen sind.

■ Hautausschläge beim Fasten sind ein Zeichen dafür, dass der Körper auch über die Haut entgiftet. ■

> **Maßnahmen bei auftretendem Fastenausschlag:**
> ▷ Darmreinigung, z. B. durch einen Einlauf (Ableitung über den Darm)
> ▷ viel trinken
> ▷ Waschungen mit Käsepappeltee (Malve)
> ▷ Einnahme von Heilerde, die belastende Stoffe bindet und über den Darm ausscheidet
> ▷ bei Pickeln und Furunkeln auch äußerliche Anwendung von Heilerde mittels entsprechender Auflagen.
> ▷ Bei juckendem Ekzemen sind Kleiebäder hilfreich.

■ Herzbeschwerden

Treten abgesehen von den nebenstehend genannten Kreislaufund Blutdruckbeschwerden jedoch Herzbeschwerden auf (z. B. Herzrasen oder Herzstechen), sollte stets ein Arzt hinzugezogen werden. Bei plötzlich auftretendem unangenehmen Herzrasen helfen zumindest kalte Auflagen auf die Herzgegend und eine kalte Wasseranwendung für die Hände sehr schnell, um ein eventuell auftretendes Angstgefühl zu vermeiden. Der Puls reguliert sich im Allgemeinen, dennoch ist in diesem Fall ein Arzt zu konsultieren.

■ Hunger

In der Regel tritt Hunger bei einem richtig durchgeführtem Fasten nicht auf: Wer fastet, hungert nicht – wer hungert, fastet nicht! (siehe auch Seite 32.) Falls doch einmal Hungergefühle auftreten, die von Appetit zu unterscheiden sind, kann dies folgende Ursache haben:
Es wurde bei den Honiggaben zum Tee zu viel verwendet. Dadurch erhält der Körper das Signal, dass es wieder etwas zu essen gibt. Dann beginnt er sofort, wieder in das Energieprogramm I (Energieversorgung von außen) umzuschalten. Auch wenn die vorgesehene Honigmenge nicht gleichmäßig über den Tag verteilt wird, kann es zu einer kurzzeitigen Überzuckerung und einer anschließenden Unterzuckerung kommen, die mit einem Hungersignal verbunden ist

Bei Hunger ist folgendes Vorgehen zu empfehlen:
▷ Gleichmäßige Verteilung der Honiggaben über den Tag (insgesamt 2 TL)
▷ Zurückhaltung üben bei besonders süßen Säften (Ananas, Traubensaft)
▷ Wurde wirklich **nichts** zwischendurch in den Mund gesteckt?
▷ Bei Andeutung eines Hungergefühls hilft es meist, zu trinken.
▷ alle Fastenmahlzeiten konzentriert und in Ruhe einnehmen

Falls ein solches Hungergefühl durch diese Maßnahmen nicht in den Griff zu bekommen ist, so kann es auch Ausdruck von mangelnder Zuneigung im täglichen Leben sein, was der Körper nun während des Fastens als Hilferuf aussendet.

■ Stichwortartige Symptombeschreibung und naturheilkundliche Lösungsmöglichkeiten

■ Beinkribbeln

Kneipp'sche Anwendungen: Gefäßtraining mit Wechselgüssen, kalte Güsse, Erwärmung des Kreuzbeins, Bürstenmassage
Heilkräuter: Buchweizenkraut (als Tee); Knoblauch/Bärlauch (z. B. in Kapselfom)
Ernährung: Knoblauch, Bärlauch
Bewegung: Wandern, Walking, Nordic-Walking, Bein- und Fußgymnastik
Ordnung: Wechsel zwischen Pausen und Belastung; Bekleidung (Wärme)

■ Blähungen

Kneipp'sche Anwendungen: feuchtwarme Auflagen auf Bauchraum
Heilkräuter: Kümmel, Fenchel, Anis
Ernährung: blähungsfreie Nahrung bevorzugen (auch bei der Herstellung von Fastenbrühen wichtig!); Selbstbeobachtung
Bewegung: Wandern
Ordnung: Abendessen vor 18 Uhr; beim Fasten: Obst und Gemüse nicht zu einer Mahlzeit mischen

■ Blutdruck, erhöht

Kneipp'sche Anwendungen: kühle Waschungen und Güsse im unteren Körperbereich; Trockenbürsten
Heilkräuter: Weißdorn, Knoblauch, Bärlauch, Buchweizenkraut
Ernährung: beim Fasten Gemüsebrühe und Pflanzensäfte, Molke; im Alltag koffeinhaltige und alkoholische Getränke meiden, Fleisch- und Wurstwaren stark reduzieren, auf lactovegetabile Ernährung umstellen
Bewegung: Täglich mindestens eine halbe Stunde Ausdauersport (im aeroben Bereich), z. B. Wandern oder Nordic-Walking
Ordnung: Wechsel zwischen Bewegung (Anspannung) und Ruhe (Entspannung); sinnvoller Tag-und-Nachtrhythmus

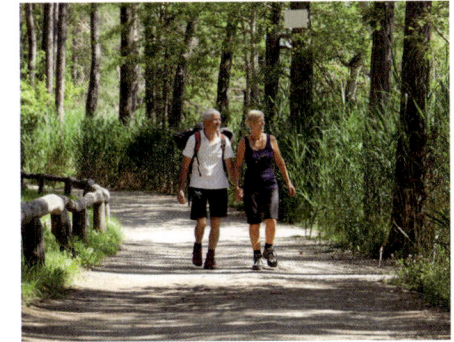

■ **Blutdruck, zu niedrig** *Kneipp'sche Anwendungen:* kühle Waschungen und Güsse im oberen Körperbereich, Trockenbürsten
Heilkräuter: Rosmarin, Ingwertee, Ginseng, Weißdorn
Ernährung: beim Fasten etwas Honig in den Tee, 1 Glas Apfelsaft
Bewegung: Beine hochlegen, gymnastische Übungen an frischer Luft
Ordnung: Rhythmus in den Tag bringen

■ Rosmarin, Ingwer und Weißdorn – natürliche Hilfe bei zu schwachem Blutdruck. ■

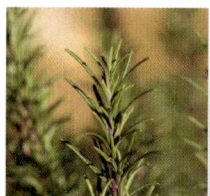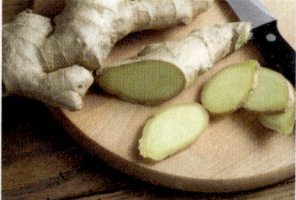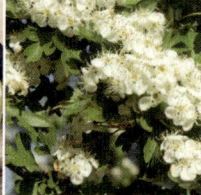

■ **Erbrechen** *siehe Magenbeschwerden*

■ **Halsschmerzen** *Kneipp'sche Anwendungen:* heißer Kartoffel- oder kalter Quarkwickel am Hals
Heilkräuter: Spitzwegerichtee und -honig, Blutwurz, Thymian, Fenchel, Anis, Zwiebelsirup, Bockshornklee, Salbei
Ernährung: Leinsamenschleim

■ **Hautbeschwerden** *Kneipp'sche Anwendungen:* kühle Güsse, Waschungen, Kleiebäder, Heilerde äußerlich
Heilkräuter: Waschungen mit Käsepappeltee (Malve)
Ernährung: beim Fasten Obstsäfte weglassen; im Alltag auf basische Ernährung umstellen
Bewegung: atemunterstützende Bewegung an frischer Luft
Ordnung: Entspannung, Meditation und Übungen, um die eigene Mitte zu finden

■ **Herzbeschwerden** *Kneipp'sche Anwendungen:* Kalte Auflagen auf Herzgegend, Hände unter oder in kaltes Wasser, kalte Prießnitz-Leibauflage (siehe Seite 103)
Heilkräuter: Baldriantee, -tropfen, Melisse
Bewegung: Ausdauersport (Wandern, Nordic-Walking), ausgleichende Gymnastik
Ordnung: Wechsel zwischen Bewegung und Ruhe sowie Übungen, um die eigene Mitte zu finden

Kneipp'sche Anwendungen: Einlauf, falls keine Darmentleerung ■ **Hunger**
Heilkräuter: Matetee, basische Tees
Ernährung: viel trinken; über den Tag gleichmäßig verteilte
Honiggaben (maximal 2 TL), keine süßen Säfte
Bewegung: Bewegung (Ausarbeitung) lenkt von Hunger ab
Ordnung: alle Mahlzeiten in Ruhe und Konzentration einneh-
men; Frage: Hunger oder Appetit?

Kneipp'sche Anwendungen und Heilkräuter: ansteigendes Fuß- ■ **Husten,**
bad mit Senfmehl oder Erkältungsbad; kalte Brustauflage mit **Schnupfen,**
Senfmehl, Meerrettich oder Zwiebel, als Träger Quark oder Heil- **Heiserkeit**
erde verwenden; Inhalieren mit Kamille, Thymian, Eukalyptus
oder Teebaum; Spülungen/Nasendusche mit Salzwasser (1 EL
Salz/Liter); Einlauf bei schlechter Verdauung/Darmentleerung
Heilkräuter: Spitzwegerichhonig und -tee; bei trockenem Reiz-
husten Huflattich, Eibisch, Spitzwegerich, Isländisch Moos; bei
Bronchialhusten (Schleimhusten) Tannenhonig, Fenchelhonig;
zur Immunstärkung Echinacea (Sonnenhut), Eleutherococcus,
Propolis

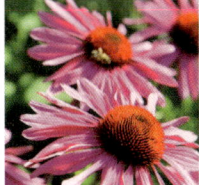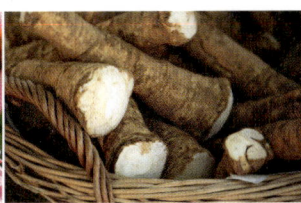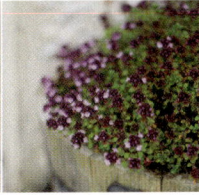

■ Die Heilkräfte
der Natur bei Erkäl-
tungen nutzen:
z. B. von Echinacea,
Meerrettich und
Thymian. ■

Ernährung: beim Fasten Leinsamenschleim, Sauerkrautsaft; im
Alltag Vitamin-C-reiche Kost, leichte Kost, viel Frischkost, we-
niger essen und mehr trinken, milchsaure Produkte, Molkur,
heiße Zitrone, Meerrettich, Senf, Sanddorn
Bewegung: Bewegung an frischer Luft, aerober Ausdauersport
Ordnung: Ruhe, Loslassen

Kneipp'sche Anwendungen: jeden Abend für ca. 1 ½ Monate ■ **kalte Füße**
Wechselfußbad (siehe Seite 103), heißer Lumbalguss, Tautreten,
Schneelaufen
Heilkräuter: Buchweizenkrauttee oder -dragees
Ernährung: Darmpflege (!), evtl. Einlauf
Bewegung: Fußgymnastik
Ordnung: Reize an Füße lassen

■ **Kopfschmerzen** *Kneipp'sche Anwendungen:* heißer Nackenguss, kalte Stirnauflage
Heilkräuter: schwacher (!) Wermuttee; Schläfen einreiben mit Pfefferminz-, Eukalyptus- oder Teebaumöl
Ernährung: beim Fasten normale Fastenverpflegung; im Alltag leichte Kost (reichlich Frischkost)
Bewegung: viel frische Luft
Ordnung: Anti-Stress-Programm

■ **Magen-** *Kneipp'sche Anwendungen:* feuchtwarme Auflagen auf Magen-
beschwerden gegend
Heilkräuter: Leinsamenschleim, Kamillentee und –tropfen, Wermuttee, Heilerde, Kartoffelsaft
Ernährung: Obstsäuren reduzieren, auf basische Ernährung umstellen
Bewegung: mäßige, entspannende Bewegung
Ordnung: Stress vermeiden; Mahlzeiten in Ruhe und Konzentration einnehmen; Übungen, um die eigene Mitte zu finden.

■ **Menstruations-** siehe Regelbeschwerden
beschwerden

■ **Morgenschwäche** *Kneipp'sche Anwendungen:* kaltes Armbad, kalte Waschungen; kühle Dusche für Arm, Nacken und Gesicht; Tautreten
Heilkräuter: Rosmarintee, Ginsengtee
Ernährung: im Alltag: gehaltvolles Vollwertmüsli mit Trockenfrüchten und Getreide
Bewegung: Bettradeln, Frühgymnastik, viel Frischluft
Ordnung: Erziehung zu individuellem Schlafrhythmus, in der Regel zur gleichen Zeit aufstehen

■ **Mundgeruch** *Kneipp'sche Anwendungen:* Mundspülungen, Zunge abziehen bzw. bürsten
Heilkräuter: Zitronenschnitze lutschen, Kräuter kauen (Kalmuswurzel), Heilerde innerlich
Ordnung: Stress vermeiden, Mahlzeitenrhythmus einhalten

Kneipp'sche Anwendungen: Wechselgüsse, Kaltwaschungen, kühle Ganzkörpergüsse
Heilkräuter: Johanniskraut, Hopfen, Baldrian, Magnesium
Ernährung: basenreiche Kost
Bewegung: viel Bewegung im aeroben Bereich
Ordnung: Wechsel zwischen Bewegung (Anspannung) und Ruhe (Entspannung)

■ **Nervosität**

Kneipp'sche Anwendungen: feuchtwarme Auflagen auf den Unterbauch
Heilkräuter: Frauenmantel, Hirtentäschel, Gänsefingerkraut, Johanniskraut, Schafgarbe, Ginseng
Ernährung: verdauungsfördernde Nahrung wie Leinsamen, Flohsamenschalen; leichte, betont pflanzliche Nahrung, Frischkost, Silicea
Bewegung: Entspannende Spaziergänge in der Natur
Ordnung: Ruhe

■ **Regelbeschwerden**

Kneipp'sche Anwendungen: heiße Kompresse, Kartoffelsack (Kartoffelauflage q), kalte Prießnitz-Auflage (siehe Seite 103)
Heilkräuter: vorwiegend basische Tees
Ernährung: viel trinken
Bewegung: achtsame Bewegung
Ordnung: Tag-und-Nachtrhythmus, ausreichend Schlaf

■ **Rückenschmerzen**

Kneipp'sche Anwendungen: kalte Waschung, kalte Prießnitz-Auflage (siehe Seite 103) auf das Sonnengeflecht (über Bauchnabel), eventuell Maßnahmen gegen kalte Füße
Heilkräuter: Baldrian (hohe Dosierung), Hopfen, Johanniskraut oder Kapseln, die Kombinationen dieser Heilkräuter bieten
Ernährung: leichte Kost mit höherem Frischkostanteil
Bewegung: aerober Ausdauersport, Abendspaziergang
Ordnung: Abendessen vor 18.00 Uhr; Tag-und-Nachtrhythmus einhalten, morgens zur selben Zeit aufstehen

■ **Schlafstörungen**

---

q Ein feuchter, noch heißer Brei aus frisch gekochten Kartoffeln wird in ein Tuch eingeschlagen und mit einem Tuch oder einer Decke dazwischen aufgelegt.

■ **Schwäche** siehe Morgenschwäche

■ **Schwindel** *Kneipp'sche Anwendungen:* kühle Ganzkörperanwendungen, Prießnitz-Auflage (siehe Seite 103)
Heilkräuter: schwacher Wermuttee, Ginsengtee, Riechfläschchen mit Kampfer, Pfefferminz- oder Eukalyptusöl
Bewegung: dosierte, achtsame Bewegung an frischer Luft
Ordnung: Ausgleich von Bewegung und Entspannung sowie Übungen, um die eigene Mitte zu finden

■ **Sodbrennen** *Kneipp'sche Anwendungen:* feuchtwarme Auflagen
Heilkräuter: Kartoffelsaft, Weißkohlsaft, Heilerde, Wermut, Tausendgüldenkraut

■ Einfach und natürlich gegen Sodbrennen: Kartoffel- oder Weißkohlsaft oder Wermut. ■

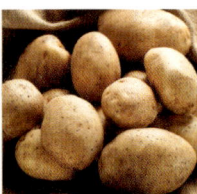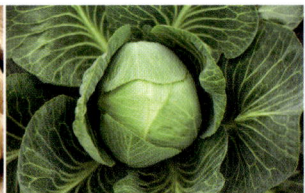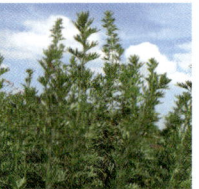

Ernährung: basische Ernährung; kein Kaffee und Alkohol
Bewegung: Abendspaziergang, aerober Ausdauersport
Ordnung: in Ruhe auf das Essen konzentrieren, gut kauen (auch bei der Fastenverpflegung!)

■ **Übelkeit** siehe Magenbeschwerden

■ **Unterzuckerung** *Kneipp'sche Anwendungen:* kühle Anwendungen im oberen Körperbereich
Heilkräuter: Pfefferminz, Ginseng, Grüntee
Ernährung: ein Glas Apfelsaft, Tee mit Honig
Bewegung: Beine hochlegen
Ordnung: dosierte, achtsame Bewegung

■ Fastenunterstützende Maßnahmen

Bewegung

Bewegung ist nicht nur ein Grundbedürfnis des Menschen, sondern auch die Voraussetzung dafür, dass er sich gesund entwickeln und eine wünschenswerte Lebensqualität genießen kann. Mindestens 10 000 Schritte sollten wir täglich zurücklegen. Da auch ich den Maßstab für solche Größenordnungen verloren habe, habe ich mir ein speziell dafür entwickeltes Gerät gekauft, das mir zu jeder Tageszeit Auskunft gibt über die bereits absolvierte Schrittzahl und die dadurch verbrauchte Energie und das im Körper verbrannte Fett. Wenn ich dann nachmittags diese Werte ablese und erst 6 000 Schritte absolviert habe, erhalte ich einen willkommenen Impuls, noch etwas für meine Bewegung z. B. in Form eines Waldspaziergangs zu tun. Jeder kann sich individuell sein Bewegungssoll anders organisieren. Schon 30 Minuten Bewegung täglich haben sehr positive Folgen für unser gesundheitliches Wohlbefinden: Sie ...

■ Dass wir uns zu wenig bewegen, wissen wir alle! Wir haben uns vom aktiv bewegten zum transportierten Menschen hin „entwickelt". ■

... senken Risikofaktoren für Herzinfarkt und Schlaganfall wie erhöhten Blutdruck, erhöhte Cholesterinwerte und Übergewicht.

■ 30 Minuten Bewegung am Tag ...

... verringern das Risiko für Diabetes um fast 60 %.
... aktivieren den Stoffwechsel, das Herz-Kreislauf-System und ebenso das Immunsystem.
... schützen vor psychosomatischen Störungen (Stress, Überforderung, Burn-out, Depressionen, Ängste). Wir sind heute in unserer Stressgesellschaft schon so weit, das über 50 % der Krankschreibungen in den Betrieben ihre Ursache in diesen aufgeführten Symptomen haben.
... vermindern das Risiko für Demenz und Alzheimer um ca. 50 % und fördern ganz allgemein unsere geistigen Fähigkeiten.
... wirken nachweislich lebensverlängernd.

Manche Fastende sind der Auffassung, dass sie während dieser Zeit zurückhaltend sein sollten mit energieverbrauchender Bewegung, da ja beim Fasten sehr wenig Energie zugeführt wird. Diese Einstellung ist wie ab Seite 39 f. ausgeführt falsch, denn unser Körper arbeitet in allen Lebenslagen sehr ökonomisch. Wir können also die Bewegung nicht nur im täglichen Leben, sondern auch während der Fastenzeit für folgende positive Wirkungen nutzen:

▷ Kreislaufstabilisierung
▷ Erhaltung der Leistungsfähigkeit
▷ Steigerung der Leistungsfähigkeit
▷ Unterstützung des Atems
▷ Erreichung seelischer Balance
▷ Stoffwechselaktivierung

■ Bewegung im Fasten

Wie schon ab Seite 15 f. beschrieben, befinden wir uns während des Fastens im sogenannten Energieprogramm II, das bedeutet, dass der Körper seine notwendige Energie nicht von außen zugeführt bekommt, sondern aus den im Körper befindlichen Energiereserven gewinnt. Damit kann eine zeitliche Verzögerung der Leistungsfähigkeit verbunden sein. Gleichzeitig ist aber im Regelfall die Ausdauerleistung erhöht. Dies hat zur Folge, dass folgende Besonderheiten im Bereich der Bewegungen beachtet werden sollten:

■ Beachten Sie bei allen Übungen immer Ihre individuellen Grenzen. ■

▷ während des Fastens keine Sportarten wählen, die Schnellkraft erfordern (also keine Sprints)
▷ keine schnellen Positionswechsel
▷ häufiger pausieren
▷ ständig die wechselnde Belastungsgrenze berücksichtigen
▷ Beständigkeit in der Bewegung anstreben

Diese Empfehlungen beinhalten keine absoluten Größen. Es ist vielmehr so, dass die gewählten Grenzen für die Bewegung individuell getroffen werden müssen. Eine bewährte Regel, um hierfür den individuell richtigen Maßstab zu finden, lautet:

Ganz gleich, für welches Bewegungsprogramm wir uns entscheiden (z. B. Spazierengehen, Wandern, Walking, Radfahren, Schwimmen), bei allem, was wir tun, sollten wir stets entspannt durch die Nase atmen können.
So bleiben wir auch beim Fasten im aeroben (sauerstoffüberschüssigen) Versorgungsbereich (vgl. Seite 40).

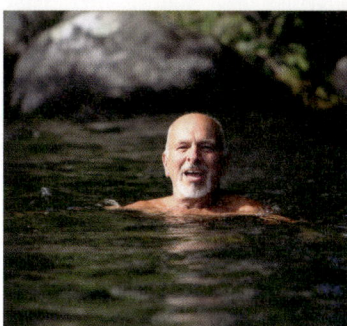
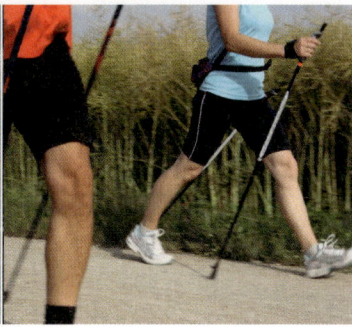

■ Moderate sportliche Betätigung, die im aeroben Bereich durchgeführt wird, ist auch beim Fasten zu bevorzugen. ■

Es zeigt sich in den Fastenseminaren immer wieder, dass sich Teilnehmer einem gewissen Gruppenzwang ausgesetzt fühlen, weil Mitfastende dabei sind, die eine stärkere Kondition haben. Mancher lässt sich dann dazu verleiten, sich über seine natürlichen Grenzen hinaus zu fordern. Die Nasenatmung reicht dann nicht mehr aus und man kommt in den anaeroben Versorgungsbereich (Sauerstoffmangel) mit den Folgen der Störung des Säure-Basen-Gleichgewichts im Körper, was dann auch die im Fasten wichtigen Ausscheidungsfunktionen des Körpers behindert (vgl. Nierenfunktion, Seite 37 f.).
Neben den aeroben Sportarten wie z. B. Wandern sind auch die sogenannten isometrischen Übungen (Krafteinsatz ohne Bewegungen) während des Fastens sinnvoll. Bewegungsübungen machen bei fachgerechter Anleitung in Gesellschaft wesentlich mehr Spaß. Daher auch hier meine Empfehlung, an einer Fastengruppe, die von zertifizierten Fastenleitern begleitet wird, teilzunehmen.[ab]

---

ab Über unseren Leserservice senden wir Ihnen gerne kostenlos eine Übersicht von entsprechenden Fastenangeboten zu: Leserservice in der NaturaViva Verlags GmbH, Postfach 1203, 71256 Weil der Stadt/Deutschland, Telefon +49 (0)7033 1380816, Fax +49 (0)7033 1380817.

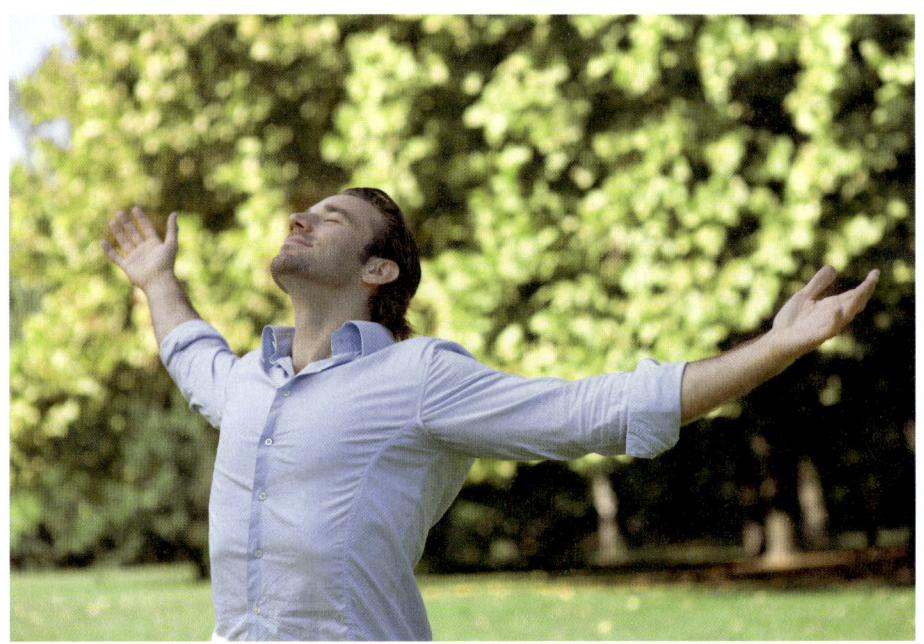

Atmung

„Im Atem holen sind zweierlei Gnaden:
Die Luft einziehen, sich ihrer entladen.
Jenes bedrängt, dieses erfrischt;
so wunderbar ist das Leben gemischt.
Du danke Gott, wenn er dich presst,
und dank ihm, wenn er dich wieder entlässt.“
Johann Wolfgang von Goethe

Mit sehr schönen Worten hat der Dichter Goethe hier Wesentliches zu unserer Versorgung mit dem lebenswichtigen Sauerstoff gesagt. Atmung ist aber nicht nur mit Sauerstoffversorgung gleichzusetzen, sondern bedeutet für unseren gesamten Körper einen für jeden von uns individuell geprägten Rhythmus. Dieser Atemrhythmus ist individuell angeboren und sollte sich möglichst natürlich und tief ausleben können. Er wird sehr sensibel von unserem vegetativen Überwachungssystem ge-

■ Der Atemrhythmus wirkt über das Zwerchfell auf alle unsere inneren Organe. ■

steuert, das sehr schnell auf alle Reize reagiert, die von außen (Leistungsabforderung, Spannung, Stress u.a.) oder auch von innen (Gemütslage, Schock, Säure-Basen-Gleichgewicht u.a.) auf uns einwirken.

Wir können unsere Atmung auf ganz natürliche Weise durch Bewegung und Gymnastik an frischer Luft unterstützen. Auch hier sollte stets die „Nasenbremse" be- und geachtet werden. Spezielle Atemübungen und Atemtraining empfehle ich nur unter Begleitung eines dafür ausgebildeten Atempädagogen oder -therapeuten durchzuführen. Generell sollten wir nicht versuchen, unserem Körper gewisse Atemformen aufzuzwingen, sondern wir sollten ihn atmen lassen, den Atem geschehen lassen. So haben wir die Möglichkeit, unseren Körper wieder zu dem ihm eigenen Atemrhythmus zurückfinden zu lassen, wenn er durch den Stress in unserer Umwelt aus dem Gleichgewicht gekommen war.

... einer Vertiefung der Atmung,

... einer Erweiterung der Atemräume,

... einer Beschleunigung des Sauerstofftransports,

... einer Beschleunigung des Gasaustauschs,

... einer Verschiebung des Säure-Basen-Gleichgewichts in Richtung basisch und dadurch zu einer Verbesserung des Stoffwechsels und der Ausscheidungsprozesse.

■ **Eine natürlich angeregte Atmung im aeroben Bereich führt zu ...**

Entspannung

Entspannung ist der Gegenpol zu Anspannung, zu Bewegung, zu Gefordertsein. In einer Zeit der großen Anforderungen – sowohl im beruflichen als auch im privaten Bereich – sehnen wir uns nach Entspannung. Spannung und Entspannung werden durch die zwei Komponenten des vegetativen Nervensystems, den Sympathikus (Aktivität und Anspannung) und den Parasympathikus (Ruhe, Entspannung, Aufladung), kontrolliert. Wir fühlen uns wohl und es geht uns gut, wenn diese beiden Komponenten im Gleichgewicht sind, zumindest sich über den gesamten Verlauf eines Tages ausgleichen.

■ Spannung und Entspannung – wichtig ist der Ausgleich zwischen beidem. ■

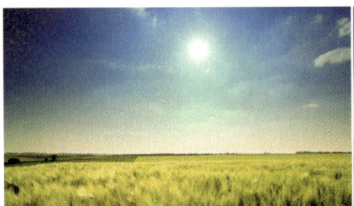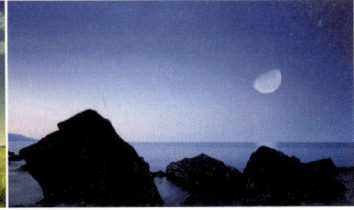

Tagsüber ist der Sympathikus aktiver, in der Nacht gleicht der Parasympathikus diese höhere Aktivität des Tages wieder aus. Dies kann er allerdings nur, wenn der Sympathikus tagsüber nicht zu „überdreht" ist und wenn ihm dazu genügend Nachtruhe gegönnt wird. Wenn dies nicht mehr möglich ist, kann dies zu folgenden Problemen führen:

▷ Schlafstörungen
▷ nicht zur Ruhe kommen, ständig „hochtourig drehen"
▷ Verschiebung des Säure-Basen-Gleichgewichts in Richtung sauer
▷ Nervenzusammenbruch
▷ Burn-out-Erscheinungen

Fasten ist eine sehr gute Möglichkeit, den Körper seine Mitte wieder finden zu lassen und sich neu zu ordnen.

■ Entspannungs- übungen sind sehr hilfreich, denn ...

... sie unterstützen die Erneuerung und Selbstheilungskräfte beim Fasten.
... sie bieten die Grundvoraussetzung für die Lösung „seelischer Probleme und Schlacken".
... sie ermöglichen die Schau nach innen.
... sie helfen, die innere Balance im Organismus wieder herzustellen.
... sie machen viele Vorgänge im Körper bewusst und erhöhen die individuelle Achtsamkeit und Ehrfurcht gegenüber aller lebenserhaltender Intelligenz, die unseren Körper sicher leitet.
... sie gehört als Gegenpol zur Bewegung beim Fasten.

Wir lernen wieder das Loslassen, was den Fastenprozess unterstützt. Durch das Fasten erhalten wir zudem Impulse für unser tägliches Leben, Zusammenhänge neu zu sehen, vielleicht auch Lebenssituationen zu ändern oder auch loszulassen.

Das Angebot der Entspannungsmethoden ist groß. Wir sollten uns die aussuchen, die uns individuell am meisten entsprechen und sollten sie unter fachkundiger Anleitung lernen. Die folgenden Methoden sind empfehlenswert:

▷ An- und Entspannungsübungen (z. B. nach Jacobsen)
▷ verschiedene Formen der Körperarbeit wie Eutonie, Feldenkrais, Phantasie- und Körperreisen
▷ Autogenes Training
▷ Yoga
▷ Meditation
▷ Qi-Gong
▷ Täglich ein viertel- bis halbstündiger Morgenspaziergang in Schweigen

Wenn es uns gelingt, diese dann liebgewonnenen Übungen bis hin zu Ritualen (z. B. täglicher Morgenspaziergang) nach dem Fasten mit in unser tägliches Leben zu nehmen, können wir die während der Fastenzeit gemachten positiven Erfahrungen nachhaltig am Leben erhalten, was unsere Lebensqualität deutlich erhöht.

■ Die positiven Erfahrungen aus der Zeit des Fastens in den Alltag integrieren. ■

Fastenunterstützende milde Wasseranwendungen

„Ich möchte wissen, welche Krankheit in eine verweichlichte Natur leicht eindringen kann, während eine abgehärtete Natur sich nicht das Geringste daraus macht. Die Verweichlichung, behaupte ich, öffnet Tür und Tor für viele Krankheiten."
Sebastian Kneipp aus „Mein Testament" (1895)

Pfarrer Sebastian Kneipp (1821–1897) aus Stephansried/Allgäu suchte, nachdem ihm die Ärzte keine Hoffnung mehr auf Gesundung von seiner Krankheit machten, nach anderen Lösungen. Er fand in der Bibliothek seiner Studienstadt Dillingen ein Buch der Gebrüder Hahn, beides Ärzte, in dem diese Wasseranwendungen beschrieben wurden, mit denen sie bei der Behandlung ihrer Patienten große Erfolge erzielten. Kneipp setzte diese Hinweise für sich um und wurde wieder gesund. Er entwickelte die Methoden weiter und wendete sie neben seinem Theologiestudium bei vielen Menschen seiner Zeit mit großem Erfolg an, die Hilfe bei gesundheitlichen Störungen suchten – sehr zum Ärger der ihn umgebenden Ärzte wurde er bald als Wunderdoktor bezeichnet.

Kneipp beschränkte sich aber nicht nur auf die Anwendung von Wasser (Hydrotherapie). Er erkannte, dass zu einem ganzheitlichen gesunden Leben noch weitere Komponenten gehören.

Säulen der Kneipp'schen Naturheilverfahren:
▷ Die Ordnungstherapie
▷ Die Ernährungstherapie
▷ Die Bewegungstherapie
▷ Die Hydrotherapie (Wasserheilkunde)
▷ Die Phytotherapie (Kräuterheilkunde)

Diese Säulen sind gleichzusetzen mit den klassischen Naturheilverfahren, wie sie bereits Hippokrates, der große Arzt der Antike (460–370 v.Chr.), definiert hat. Jede Säule hat ihren Stellenwert in der heutigen Naturheilkunde und Medizin. Sie alle zusammen bilden die Grundlage für die fastenunterstützenden Maßnahmen beim Balance-Fasten.

■ Hydrotherapie unterstützt unseren ganzen Organismus positiv. ■ Die Kneipp'sche Wasserlehre für den Alltag bietet bei regelmäßiger Durchführung eine wesentliche Unterstützung für unsere Gesundheit, für unsere Leistungsfähigkeit und unsere Lebensqualität. Dass Kneipp immer wieder mit abschreckendem, kaltem Wasser in Verbindung gebracht wird, hängt damit zusammen, dass seine Lehre oft falsch weitergegeben wurde. Auch heißes Wasser gehört zu den Kneippanwendungen und Kaltwasseranwendungen müssen außerdem richtig durchgeführt werden. Wie und warum Kneipps Lehren wirken, zeigen die folgenden Seiten.

■ Die Gesundheitswaage

Unsere Gesundheit, unser Wohlbefindenn stellt gewissermaßen ein Gleichgewicht dar zwischen den Einflüssen, die aus den Bereichen unserer Umwelt im weitesten Sinne auf uns einwirken und den Fähigkeiten und Konditionen unseres Körpers, angemessen darauf zu reagieren. Zeigt der Zeiger der symbolisch dargestellten Waage nach oben, so ist sie im Gleichgewicht. Beide Schalen sind mit dem gleichen Gewicht belastet, wir sind in Balance und gesund.

Die linke Waagschale stellt die Belastung durch unsere Umwelt, unser Umfeld, dar, also alle Umweltbedingungen im weitesten Sinne (das Wetter mit Wärme, Kälte, Sonne, Regen und Luftdruckveränderungen usw., aber auch unser Lebensraum, der Beruf, die zwischenmenschlichen Beziehungen, besondere Belastungen, auch durch Infektionen und vieles mehr).

Auf der rechten Waagschale wird alles abgelegt, was mit unserem Organismus zu tun hat: Unsere Körperfunktionen, unsere seelischen Bedingungen, unser Verhalten, die Qualität unseres Immunsystems, unsere Ernährung u. v. m. bis hin zu unseren Erbanlagen.

■ Befinden wir uns im Gleichgewicht, sind wir gesund und können äußere Einflüsse durch die Kräfte unseres Organismus ausgleichen. ■

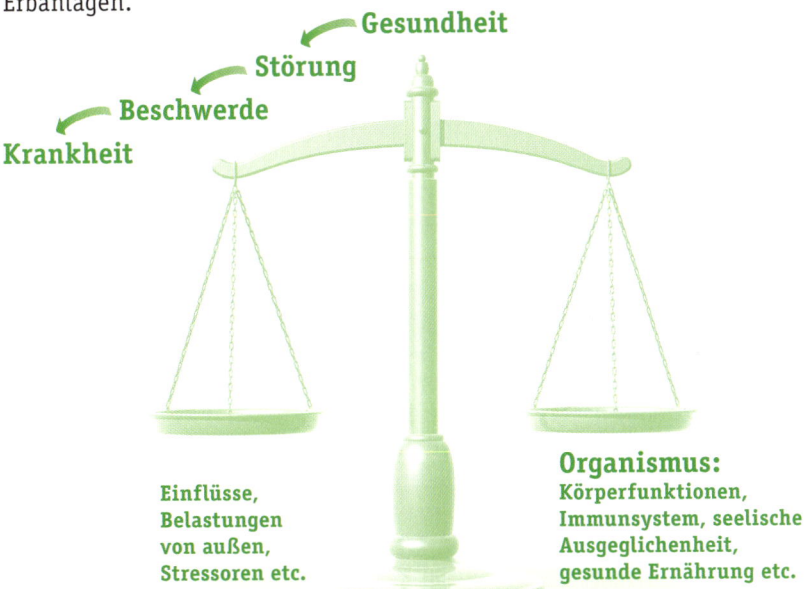

Gesundheit
Störung
Beschwerde
Krankheit

Einflüsse, Belastungen von außen, Stressoren etc.

Organismus: Körperfunktionen, Immunsystem, seelische Ausgeglichenheit, gesunde Ernährung etc.

Nehmen wir einmal an, es tritt eine Umweltbelastung auf, z. B. ein Gewitterschauer auf einer Wanderung, bei der man keinen Regenschutz mitgenommen hat: Man wird bis auf die Haut nass. In diesem Fall bewegt sich der Zeiger nach links, was aber nicht bedeutet, dass man auch sofort krank ist. Unser Organismus (rechte Waagschale) wird sofort versuchen, die Störungen zu beseitigen, was bedeutet, dass der Zeiger wieder in Mittelstellung, nämlich zur Gesundheit, zurückbewegt wird. In einem solchen Fall ist ein gut ausgestattetes Immunsystem dafür verantwortlich, ob diese Regulation funktioniert. Ist es nicht gut ausgestattet, gelingt die Rückführung des Zeigers nicht, er neigt sich weiter in Richtung Beschwerden. Wir können nun dem Organismus helfen, indem wir heißen Tee trinken, Erkältungstropfen einnehmen und uns bei einem heißen Bad in die Wanne legen. Das stärkt die Selbstheilungskräfte des Körpers, es kommt Gewicht auf die rechte Waagschale, so wird das Immunsystem gestärkt und schafft es, den Zeiger wieder in Mittelposition zu bringen. War das Immunsystem aber zu geschwächt, rutscht der Zeiger nach links in den Bereich Krankheit (Schnupfen). Wenn wir dafür sorgen, dass unser Immunsystem bei seiner Regulations- und Abwehrtätigkeit stets in Hochform ist, ist das für unsere gesamte Balance günstig.

Gesteuert werden diese ganzen Aktivitäten durch unser Nervensystem, das sich in zwei große Bereiche aufgliedert. Auf der einen Seite ist das sogenannte motorische Nervensystem; es steuert unseren gesamten Bewegungsapparat und ist unserem Bewusstsein, unserem Gehirn unterworfen. Auf der anderen Seite steht das vegetative Nervensystem, das verantwortlich ist für die Steuerung unserer inneren Organe. Hier hat unser Bewusstsein keinen direkten Zugang. Alle Aktivitäten und Vorgänge in unseren inneren Organen werden vegetativ gesteuert. Das betrifft auch den Blutdruck, die Herzschlagfrequenz, die Leistung der Nieren, der Leber usw. Das vegetative Nervensystem wiederum ist aufgeteilt in den sogenannten Sympathikus, der verantwortlich ist für Aktivität- und Leistungssteigerung, und in den Parasympathikus, der verantwortlich ist für Erholung, Entspannung und Aufladung. Auch hier ist wieder das Bild der Waage passend, deren Zeiger auf Gesundheit zeigt, wenn diese beiden Komponenten des vegetativen Nervensystems ausgeglichen sind. Viele Menschen leiden unter einer Überaktivität des Sympathikus, sie kommen dadurch nicht zur Ruhe, haben z. B. Schlafstörungen und leben im Dauerstress, der sich auch in körperlichen und physiologischen negativen Symptomen bemerkbar macht (Entwicklung hin zur Krankheit).

■ Das vegetative Nervensystem hat ein sehr kompliziert arbeitendes, ausgleichendes Regelsystem, das stets optimal, ausgleichend und lebenserhaltend steuert. ■

Wie schon erwähnt, haben wir vom Bewusstsein her keinen Zugang zu diesem Bereich des vegetativen Nervensystems. Das stellt ein Problem dar, da wir über den Kopf keine Änderungen in solchen Stresssituationen erreichen können. Pfarrer Kneipp zeigte auf, dass das vegetative Nervensystem bei der Steuerung der inneren Organe auf Reize aus der Umwelt reagiert, die fördernd für das Gleichgewicht oder auch störend sein können. Mit den richtig durchgeführten Kneipp-Anwendungen setzen wir eindeutig fördernde und gesundheitsbringende Reize. Das gilt ganz besonders auch für Fastenzeiten.

▪ Unser Immunsystem

Die beste Voraussetzung für Gesundheit ist ein vegetatives Nervensystem, bei dem sich seine beiden Anteile (Sympathikus und Parasympathikus) im Gleichgewicht befinden und dem ein intaktes Immunsystem gewissermaßen als ausführendes Organ für seine lebenserhaltenden Entscheidungen zur Verfügung steht. In unserem täglichen Leben wird unser Immunsystem positiv oder auch negativ beeinflusst. Uns ist oftmals nicht bewusst, wie oft wir es durch tägliche Verhaltensweisen belasten und uns dann wundern, wenn es uns immer wieder umhaut und andere, die unter den gleichen Bedingungen leben wie wir, gesundheitlich unbeeindruckt sind von den gleichen Belastungen. Es ist sinnvoll Verhaltensweisen zu betonen, die das Immunsystem stärken. Dazu gehören auch alle Kneipp'schen Anwendungen.

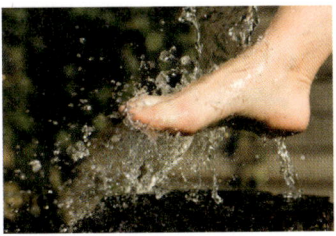 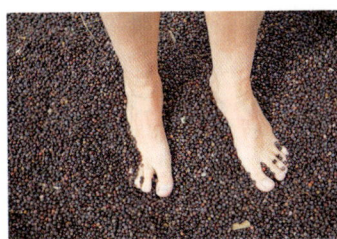

▪ Kneipp'sche Anwendungen stärken das Immunsystem. ▪

■ Reize und ihre Bedeutung für den Körper

Unter Reizen sind alle Einwirkungen unserer Umwelt auf unseren Körper zu verstehen, die wir durch unsere Sinne wahrnehmen. Auf diese Reize reagiert der Körper in den meisten Fällen sehr sensibel und differenziert. Alle Einwirkungen unserer Umwelt sind für uns lebenswichtig, weil dadurch unser vegetatives Nervensystem und auch unser Immunsystem trainiert werden, sie lebensfördernd zu nutzen oder, wenn es negative Reize sind, sich dagegen durch sinnvolle Reaktionen zu wehren. Wenn wir uns regelmäßig sinnvollen Reizen aussetzen, können wir dadurch unser vegetatives Nervensystem tonisieren, das heißt ausgleichen und in seiner Reaktionsfähigkeit und auch Flexibilität trainieren. Das gleiche gilt für das Immunsystem. Wir werden fitter auf allen Ebenen und bei Störungen bei Weitem nicht so schnell umgeworfen.

■ Kneipp'sche Anwendungen wirken über ihre gesetzten Reize in erster Linie auf unser größtes Sinnesorgan: die Haut. ■

Um eine Vorstellung von dem Wunderwerk der Haut und den darin angeordneten Wahrnehmungs- und auch Reaktionspunkten zu erhalten, ist ein Blick auf einen Quadratzentimeter Haut interessant:

Auf einer Hautfläche von 1×1cm sind durchschnittlich zu finden
▷ 12 Kältepunkte   ▷ 2 Wärmepunkte
▷ 200 Schmerzpunkte   ▷ 25 Druckpunkte
▷ 100 Schweißpunkte   ▷ 15 Talgdrüsen
▷ 1 Meter Äderchen (Blutgefäße)
▷ 4 Meter Nervenfasern (!)

Natürlich sind diese Zahlen an den verschiedenen Körperstellen unterschiedlich, an der Hornhaut der Füße sind weniger Schweißpunkte als in den Achselhöhlen. Diese Zahlen geben aber einen guten Anhaltspunkt. Es fällt auf, dass wir sechsmal so viele Kältepunkte an unserer Hautoberfläche haben als Wärmepunkte. Das hängt damit zusammen, dass äußere Kälte und damit Wärmeentzug für den Körper wesentlich gefährlicher ist als die Zufuhr von Wärme. Gegen zu viel Wärme können wir über die verhältnismäßig vielen Schweißpunkte durch das Prinzip der Verdunstungskälte den Körper kühlen. Ebenso sind Verletzungen der Haut wesentlich gefährlicher als Druckbe-

lastungen, daher achtmal so viele Schmerzpunkte als Druckpunkte. Wichtig für die folgenden Erklärungen ist auch noch
die Tatsache, dass ein Quadratzentimeter Haut vier Meter ver-
netzte Nervenfasern besitzt. Die Hautoberfläche unseres
Körpers beträgt in etwa zwei Quadratmeter. Wenn wir die gesamte Länge der Nervenfasern an unserer Hauptoberfläche be-
rechnen, müssen wir berücksichtigen, dass ein Quadratmeter
mit 100 cm × 100 cm = 10 000 Quadratzentimetern gleichzusetzen ist. Dann befinden sich in zwei Quadratmetern Haut (à
10 000 Quadratzentimeter und à 4 m Nervenfasern pro cm²) also
80 000 Meter Nervenfasern.

■ Unsere Haut ist ein bedeutendes Sinnesorgan, mit dem wir unsere Umwelt wahrnehmen und auf sie reagie- ren. ■

Das ist gleichbedeutend mit 80 Kilometern Nervenfasern, die
an unserer Hautoberfläche enden. Diese sind mit dem vegetativen Nervensystem und den Organen – und dies oftmals selektiv
und spezifisch – verbunden. Somit reagieren auch diese Organe
auf Reize, die auf die Haut wirken. Mit dieser Erkenntnis arbeitet die Reflexzonentherapie. Fuß- oder Ohrreflexzonentherapie
wie auch Akupunktur nutzen dieselben Gesetzmäßigkeiten,
indem sie an bestimmten, für das zu behandelnde Organ wichtigen Punkten Reize setzen. Die gezielte Hydrotherapie nach
Kneipp nutzt all diese Zusammenhänge und setzt den mit
Wasser aufgebrachten Reiz an diesen definierten Stellen, den
Reflexzonen.

Die hier genannten Empfehlungen sind für den täglichen Alltag
zu Hause und auch als fastenunterstützende Maßnahme durchführbar. Sie wirken vorbeugend und unterstützend auf die ohnehin stattfindenden Abläufe im Körper und somit – wie das
Fasten selbst – stärkend auf das vegetative Nervensystem, das
Immunsystem und damit insgesamt auf die Selbstheilungskräfte
des Körpers.

Reizstärke

Reize werden von angenehm bis störend wahrgenommen. Am
Beispiel akustischer Wahrnehmung (Gehörsinn) lässt sich das
gut erklären: Das leise Rauschen von Blättern, ebenso das eines
kleinen Baches oder einer Quelle empfinden wir als angenehm
und können es auch über längere Zeit ertragen, genauso den
Gesang der Vögel im Frühjahr. Das Tosen eines reißenden Was-

serfalls empfinden wir aber schon als störend und richtig unangenehm wird es uns z. B. bei Blitz und Donner ebenso wie der ständige Aufenthalt (Wohnung) an einer stark befahrenen Autostraße. Bei den Kneipp'schen Wasseranwendungen nutzen wir in erster Linie die unterschiedliche Temperatur des Wassers. Die Reizstärke hängt hier von der Temperaturdifferenz nach unten oder oben bezogen auf die Hauttemperatur ab.

Die Temperaturbereiche werden bei Kneipp'schen Anwendungen nach folgender Skala definiert:
▷ kalt = 0–18 °C
▷ temperiert = 19–22 °C
▷ kühl = 23–28 °C
▷ Indifferenzbereich = 32–35 °C
▷ warm = 36–38 °C
▷ heiß = ab 39 °C

Was die Reizstärke betrifft, hat sich im gesamten Bereich der Wasserheilkunde die Arndt-Schulz'sche Regel durchgesetzt.

Arndt-Schulz'sche Regel zu Reizstärken:
▷ **Schwache** Reize **entfachen** die Lebensfunktionen.
▷ **Mäßige** Reize **fördern** die Lebensfunktionen.
▷ **Starke** Reize **hemmen** die Lebensfunktionen.
▷ **Stärkste** Reize **bringen** die Lebensfunktionen **zum Erliegen.**
▷ Der **beste** Reiz ist der **schwächste** Reiz, der eine **ausreichende** Reaktion zur Folge hat.

Diese Vorgabe ist bei allen Wasseranwendungen äußerst wichtig. Bei ihrer Umsetzung folgt, dass die Reizstärke eine individuelle Größe ist. Daher ist der zweite Satz, „mäßige Reize fördern die Lebensfunktionen", derjenige, der immer zur Anwendung kommen sollte. Den Schlusssatz der Arndt-Schulz'schen Regel möchte ich in folgender Weise ergänzen: „Der beste Reiz ist der schwächste Reiz, der ausreichende Reaktion zur Folge hat *und noch als angenehm empfunden wird."* Bei meinen Kneipp-Seminaren frage ich die einzelnen Teilnehmer, was sie selbst noch als angenehm akzeptieren würden, das heißt: Wie groß die Temperaturdifferenz z. B. bei einem kühlen Reiz bei ihnen sein darf. Interessant ist, dass die Ant-

◼ Die individuell richtige, als angenehm empfundene Reizstärke ist bei jedem Menschen unterschiedlich. ◼

worten individuell weit auseinander liegen. Die Temperaturdifferenz von Hauttemperatur (ca. 35 °C) nach unten schwankt zwischen 5 °C und 20 °C – und das ist realistisch. Leider wird diese Tatsache selbst in Institutionen, die solche Anwendungen ihren Patienten anbieten, oft nicht beachtet. Wird der gegebene Reiz zu stark verabreicht, entstehen Verspannung und Abwehr und keine oder nur eine geringe positive Wirkung. Der richtige Reiz ist immer ein mäßiger nach der obigen Definition. Die Reizstärke hängt nicht nur von der Temperaturdifferenz ab, sondern auch von den zu behandelnden Körperteilen und der Größe der zu behandelnden Körperfläche wie auch von der Dauer der gegebenen Anwendung. Selbst die gewählte Tageszeit hat einen Einfluss auf die Reizstärke, weil sich die Körpertemperatur über den Tag verteilt durchaus ändert.

Der Grundsatz „was mich nicht umbringt, macht mich nur stärker" ist auch hier fehl am Platz. Wenn Sie sich vornehmen, diese gesundheitsfördernden Maßnahmen an sich selbst durchzuführen, dann sollten Sie stets den mäßigen Reiz wählen: So, wie Sie ihn noch als angenehm empfinden. Nehmen Sie nicht andere Menschen als Maßstab, die wesentlich größere Temperaturdifferenzen (Kälte) vertragen. **Viel wichtiger als eine große Temperaturdifferenz ist die Stetigkeit der täglich wiederholten Anwendungen.** Sie werden feststellen, dass sich dabei die von Ihnen als mäßiger Reiz empfundene Temperaturdifferenz stetig vergrößert. So kann dieser kalte morgendliche Ganzkörperguss ein willkommener, freiwilliger Impuls werden für einen mit Lebensenergie und Lebensfreude erfüllten Tag.

■ Im Laufe der Zeit wird immer kälteres Wasser für die Anwendungen gewählt und noch als angenehm empfunden. ■

Auch hier ist es wichtig, unsere Individualität zu akzeptieren, um in Balance zu bleiben. Nur dann gelingt es uns, die in einem Seminar gemachten positiven und angenehmen Erfahrungen in unseren Alltag mitzunehmen und weiter zu vertiefen. Wie z. B. bei einer 35-jährigen Frau, die seit Jahren ständig an kalten Füßen, kalten Händen und Herpes litt. Nach vier Wochen selbstständiger regelmäßiger Durchführung von morgendlichen Ganzkörpergüssen waren **alle** diese Beschwerden verschwunden, obwohl sie bis dahin nichts Weiteres an ihrer Lebensführung geändert hatte. Wenn man bedenkt, dass kalte Füße und kalte Hände eine starke Belastung für den ganzen Körper bedeuten, kann man sich denken, welche positiven Folgen aus einer solchen Maßnahme zusätzlich hervorgehen.

■ Grundregeln bei Wasseranwendungen

Pfarrer Kneipp hat die Bedingungen formuliert, die bei allen Anwendungen einzuhalten sind, um den Erfolg zu sichern und keine negativen Nebenwirkungen zu provozieren:
▷ Der Raum muss warm sein und keine Zugluft haben.
▷ Der zu Behandelnde darf nicht frieren.
▷ Nach den Wasseranwendungen Haare und Zehenzwischen-räume trocknen, sonst nur das Wasser abstreifen.
▷ Feucht in ein warmes Bett legen oder sich aktiv bewegen.
▷ Bei Güssen, Waschungen und Bürsten immer herzfern beginnen (siehe Seiten 97, 101 und 110 ff.)
▷ Das behandelte Körperteil soll nach spätestens zehn Minuten wieder warm sein.
▷ Warme Anwendungen stets mit kalten abschließen.
▷ Im Bereich von Venenproblemen nur kühle bis kalte Anwendungen.
▷ Der zeitliche Abstand zwischen Anwendung und einer Mahlzeit soll 1–2 Stunden betragen.

Die einzelnen Maßnahmen im Detail

Die folgenden Anwendungen werden genau und praxisnah beschrieben. Sie unterstützen das vegetative Nervensystem und das Immunsystem und verstärken somit die Wirkungen einer Fastenzeit. Genau diese Anwendungen sind es aber auch, die uns im Alltag helfen, unseren Gesundheitszustand und damit auch unsere Lebensqualität und Leistungsfähigkeit wesentlich zu bessern.

■ Das Trockenbürsten ist eine gute Vorbereitung auf anschließende Wasseranwendungen und wird am besten bei noch trockener Haut vor dem Waschen oder Duschen morgens durchgeführt.
Es sorgt für …
… besseres seelisches Gleichgewicht,
… tiefen gesunden Schlaf,
… eine Steigerung des Wohlbefindens,
… bessere Aufnahme von Hautöl,
… eine Verjüngung der Haut,
… eine Anregung der Haut,

... bessere Durchblutung,
... eine Normalisierung des Blutdrucks,
... wirkt sich günstig auf unser vegetatives Nervensystem aus.

Trockenbürsten in der Praxis:
Unterkörper:
▷ rechter Fußrücken und Fußsohle (!)
▷ rechter Unterschenkel (kreisförmig) und rechter Oberschenkel, jeweils erst die Außenseite, dann die Innenseite
▷ linker Fußrücken und Fußsohle (!)
▷ linker Unterschenkel (kreisförmig) und linker Oberschenkel, jeweils erst die Außenseite, dann die Innenseite
▷ Gesäß
Oberkörper:
▷ rechter Handrücken und Arm, jeweils Außenseite (in Längsrichtung), dann Innenseite
▷ linker Handrücken und Arm, erst Außenseite (in Längsrichtung), dann Innenseite
▷ Brust zum Brustbein hin
▷ Bauch im Uhrzeigersinn
▷ Nacken zur Schulter hin
▷ Rücken oben und Rücken unten
▷ Gesicht (besonders weiche Bürste)

Beim Bürsten darf je nach Körperteil ruhig auch stärkerer Druck angewendet werden, es sollte aber immer angenehm wirken. Erfahrene Anwender schaffen es, den Druck bei Bewegungen in Richtung Herz zu verstärken. Günstig ist es, das ganze Bürsten in kreisenden Bewegungen auszuführen, wobei immer der Druck bei der Bewegung in Richtung Herz erhöht und bei der Weiterführung des Kreises wieder Druck nachgelassen wird. Dies hat den Vorteil, dass die Venenpumpe und die Lymphpumpe, die ja nur durch passives Befördern des Venenblutes und der Lymphe arbeiten, unterstützt werden.

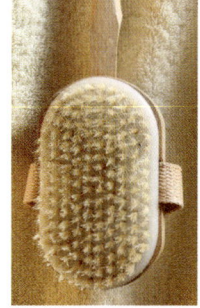

Hierfür sind Naturfaserbürsten zu empfehlen, wobei sich Sisalbürsten bewährt haben. Diese gibt es als Handschuhe oder mit Schlaufe, teilweise auch mit einem einzuschiebenden Holzgriff, sodass man den Rücken besser erreichen kann. Bürsten mit Kunststofffasern sind nicht empfehlenswert, da diese die Haut im Mikrobereich verletzen können.

■ Das Luftbad wirkt mild anregend, harmonisierend und trägt zur Verbesserung der allgemeinen Immunitätslage (Abhärtung) bei. Zudem wirkt es vegetativ stabilisierend, entspannend, harmonisierend, stoffwechselanregend und mild kreislaufanregend (bei niedrigem Blutdruck). Auch bei depressiver Stimmungslage oder Nervosität ist es sinnvoll.

Es sollte nicht durchgeführt werden bei Neigung zu Frieren und Frösteln. Die sinnvolle Länge des Luftbads ist individuell sehr unterschiedlich. Auch hier gilt: Man sollte dabei nicht kalt werden und der Reiz sollte als mäßig empfunden werden. Günstig ist es, begleitende gymnastische Übungen der Wirbelsäule sowie der Arm- und Beingelenke durchzuführen. Verstärken kann man die Wirkung durch paralleles oder abschließendes Trockenbürsten. Bei Neigung zu kalten Füßen ist es sinnvoll, während des Luftbads warme Socken anzuziehen.

■ Das Sonnenbad hat ebenso wie das Luftbad eine Verbesserung der allgemeinen Immunitätslage zur Folge, es wirkt stoffwechselanregend, insbesondere für die Haut, und ist für die körpereigene Vitamin-D-Bildung unerlässlich. Übertreiben wir hierbei, wächst die Krankheitsbereitschaft des Körpers; auch hier gilt: Der mäßige Reiz fördert. Leider sind viele Menschen nur an der Bräunung ihres Körpers interessiert, sind sich aber nicht bewusst, dass bei Überschreitung der Belastungsgrenzen Schäden auftreten, die oftmals erst sehr viel später zutagetreten. Kneipperfahrende Ärzte empfehlen eine Besonnungszeit pro Tag von 2 × 15 Minuten. Es ist wesentlich günstiger, sich wandernd an sonnigen Tagen durch eine wechselhafte Landschaft zu bewegen, bei der immer wieder ein Wechsel zwischen schattigen Abschnitten (z. B. im Wald) und Sonneneinstrahlung besteht.

Niemals nach dem Sonnenbad ohne eine langsame Abkühlung – genauso wie beim Saunagang – in kaltes Wasser springen, da hierdurch eine vegetative Gegenreaktion ausgelöst werden kann (Herzrasen bis Herzstillstand sind möglich). An der See wie im Gebirge ist zusätzlich wegen der Strahlungsintensität Vorsicht geboten. Auch hier ist Übertreibung schädlich und die Toleranzgrenzen sind kleiner als die meisten denken.

Taulaufen ist eine einfache natürliche Maßnahme, die auch in der Gruppe sehr viel Spaß macht. Es wirkt durchblutungsfördernd, kräftigt die Fuß- und Unterschenkelmuskulatur ebenso wie das Venensystem, es stabilisiert das vegetative Nervensystem und wirkt vorbeugend gegen Infekte. Für Morgenmuffel ist es eine hilfreiche Maßnahme gegen die Morgenmüdigkeit. Dazu am besten mit bettwarmen Füßen bis ca. fünf Minuten durch taufrisches Gras schreiten. Die Anwendung sollte sofort beendet werden, wenn ein schneidender Schmerz eintritt. Wichtig ist, dass anschließend spätestens innerhalb von zehn Minuten die Füße aus eigener Kraft richtig warm werden. Tritt dies nicht ein, dann ist bei weiteren Anwendungen die Zeit so zu kürzen, bis die Füße tatsächlich innerhalb der zehn Minuten wieder warm sind. Es ist günstig, die Anwendung regelmäßig weiterzuführen. Die Zeit, die der Körper braucht, um die Füße warm zu bekommen, wird sichtbar abnehmen – ein Erfolg des Trainings.

■ **Das Taulaufen**

Schneegehen stellt eine Verstärkung des Taulaufens dar und wird oft bei chronischen Kopfschmerzen, bei Infektanfälligkeit, bei Abgeschlagenheit, Müdigkeit und vermehrtem Fußschweiß eingesetzt. Es wirkt kreislaufanregend, erfrischend und durchblutungsfördernd.
Auch hier gilt, dass es anfangs nur für wenige Sekunden durchgeführt werden soll und auf jeden Fall abgebrochen werden muss, sobald ein schneidender Schmerz entsteht. Wenn man schon etwas trainiert ist, kann man es durchaus bis auf drei Minuten ausdehnen. Auch hier ist die anschließende Wiedererwärmung innerhalb von zehn Minuten wichtig.

■ **Das Schneegehen**

Wassertreten ist eine Maßnahme, die Spaß machen kann. Sie bewirkt eine Venenkräftigung und fördert den venösen Rückstrom. Die Anwendung entstaut und bewirkt eine reaktive Erwärmung. Wassertreten wirkt durchblutungsfördernd, bei regelmäßiger Anwendung infektvorbeugend und fördert durch seine beruhigende Wirkung auf das vegetative Nervensystem besonders am Abend einen guten, gesunden Schlaf. Es beruhigt und wirkt stoffwechselanregend. Diese Anwendung sollte nicht gleichzeitig mit einen Armbad erfolgen.

■ **Das Wassertreten**

Bei der richtigen Durchführung des Wassertretens ist es wichtig, im Storchengang zu gehen: Bei jedem Schritt hebt man ein Bein aus dem Wasser heraus. Zusätzlich zu dem Reiz des Temperaturunterschiedes sollte so noch ein milder Reiz des Wasserdrucks auf die Beine wirken, was die Venenpumpe anregt. Für die Dauer des Wassertretens gilt je nach Wassertemperatur eine halbe bis eine Minute, auf jeden Fall sollte man aufhören, wenn ein schneidender, krampfartiger Schmerz eintritt. Danach werden die Beine abgestreift und sofort Stümpfe und Schuhe angezogen, damit schnelle Wiedererwärmung stattfinden kann. Diese sollte, wie schon vorher erwähnt, innerhalb von zehn Minuten erfolgen. Im Normalfall werden die Füße dann angenehm heiß.

■ Waschungen Die Kneipp'schen Waschungen zählen zu den mildesten der direkten Wasseranwendungen (Hydrotherapie); sie bewirken einen mäßigen und damit sehr positiven Reiz. Dabei wird mit einem Waschungstuch ein dünner Wasserfilm auf die Hautoberfläche aufgebracht. Die zumeist kalt oder temperiert durchgeführten Waschungen führen nach einer anfänglichen Gefäßverengung zu einer Gefäßerweiterung mit subjektiv angenehmem Wärmegefühl. Auch sie führen bei regelmäßiger Anwendung zu einer Harmonisierung im vegetativen Nervensystem und stabilisieren den Wärmehaushalt, was z. B. wichtig bei rheumatischen Erkrankungen ist. Sie verbessern die allgemeine Immunitätslage gegenüber Infektionskrankheiten und können als gezielte örtliche Maßnahme verdauungsfördernd, schlaffördernd oder auch fiebersenkend angewendet werden. Dem Wasser kann Obstessig oder Vollmeersalz beigegeben werden oder man kocht es vor der Anwendung mit Kräutern auf, um bestimmte Wirkungen zu erzielen.

■ Oberkörperwaschungen sind das richtige Mittel bei allgemeiner Anlaufschwäche. ■ **Oberkörperwaschungen** sind für all jene Menschen zu empfehlen, die im Alltag, aber auch beim Fasten, über Trägheit, Müdigkeit und Kreislaufschwäche am Morgen klagen. Eine Oberkörperwaschung wirkt anregend auf den Hautstoffwechsel, durchblutungsfördernd, insgesamt anregend auf den Kreislauf, abhärtend, die allgemeine Abwehrlage verbessernd, dazu noch das Herz entlastend und wärmeregulierend. Die Oberkörperwaschung sollte morgens durchgeführt werden. Sie wird positiv verstärkt, wenn man eine halbe Stunde Bettruhe anschließt.

Oberkörperwaschungen in der Praxis:
Ein weiches Leinenwaschtuch mit kühlem Wasser tränken
(Temperatur individuell wählen), so auswringen, dass
es nicht mehr tropft, und damit der Körper in folgender
Reihenfolge abreiben:
▷ rechter Arm, erst außen, dann innen
▷ linker Arm, erst außen, dann innen
▷ Brust und Bauch
▷ Rücken
Das Tuch wird beim Streichen über die Haut leicht ange-
drückt, sodass ein Wasserfilm auf der Haut entsteht, der
anschließend nicht abgetrocknet wird und so die Verdunstungskälte zusätzlich einen milden Reiz auf den Körper
ausübt.

Unterkörperwaschungen sind in erster Linie Menschen zu
empfehlen, die an vegetativer Dystonie leiden, die über Ein-
schlaf- oder auch Durchschlafstörungen klagen und die mit venösen Beinleiden und Krampfadern belastet sind. Sie wirken
anregend auf den Hautstoffwechsel, durchblutungsfördernd
und haben eher eine insgesamt schlaffördernde Wirkung.
Zudem wirkt sie wärmeregulierend, das Herz entlastend und
verdauungsfördernd.

■ Unterkörper-
waschungen bringen
Linderung u. a. bei
Schlafstörungen. ■

Unterkörperwaschungen in der Praxis:
Ein weiches Leinenwaschtuch mit kühlem Wasser tränken
(Temperatur individuell wählen), so auswringen, dass es
nicht mehr tropft, und damit der Unterkörper in folgender
Reihenfolge abreiben:
▷ rechtes Bein, erst außen, dann vorne – dann innen und
  dann hinten, einschließlich Gesäß
Das Tuch wieder in Wasser tauchen, leicht auswringen und
dann:
▷ linkes Bein, erst außen, dann vorne – dann innen und
  hinten mit dem Gesäß abschließen

Weitere fastenunterstützende Maßnahmen aus dem Bereich der Kneipp'schen Lehre

■ Der Leberwickel

Nicht nur bei der Fastenmethode nach Buchinger/Lützner gehört der Leberwickel obligatorisch dazu. Beim Fasten ist die Leber das Organ, das am meisten gefordert ist. Sie ist verantwortlich für die „Entgiftung" des Körpers, muss also im Körper gespeicherte Stoffwechselendprodukte und andere im Körper gespeicherte Stoffe so aufbereiten, dass sie entweder über die Niere oder über den Darm ausgeschieden werden. Zum zweiten ist sie verantwortlich für die Energieversorgung des Körpers bei fehlender Energiezufuhr, also der Mobilisierung der im Körper vorhandenen Energiereserven. Bei diesen Aufgaben kann die Leber sehr gut unterstützt werden, indem wir für eine gute Durchblutung sorgen. Hierbei ist der sogenannte Leberwickel sehr hilfreich.

■ Leberwickel in der Praxis Eine Wärmflasche mit relativ heißem Wasser (70–80 °C) zur Hälfte füllen und vorsichtig zusammendrücken, damit keine Luft mehr in der Wärmflasche zurückbleibt. Dann das mittlere Drittel eines normalen Frotteehandtuches mit heißem Wasser erwärmen, so weit auswringen, bis das Handtuch nicht mehr tropft. Auf diesen dann feuchten Mittelteil die Wärmflasche legen und die beiden äußeren trockenen Handtuchenden über die Wärmflasche schlagen. Man legt sich am besten ins Bett und positioniert dieses Paket unter dem rechten Rippenbogen auf der Lebergegend, zieht Schlafanzug und Bettdecke darüber, sodass man ganz entspannt die nun auf die Leber wirkende Wärme empfinden kann. Es schadet nicht, wenn man dabei einschläft und ein kleines Nickerchen macht. Der Leberwickel sollte mindestens 20 Minuten aufliegen. Dadurch, dass der feuchte Wickel durch die Wärmflasche auf Temperatur gehalten wird, ist die Wirkung durch die feuchte Wärme sehr intensiv und erzeugt eine tiefgehende starke Durchblutung der Leber und ihres Umfeldes. Diesen Leberwickel empfehlen wir beim Fasten jeweils nach der warmen Mahlzeit, also in der Regel nach Einnahme der Gemüsebrühe zur Mittagszeit.

■ Die Prießnitzauflage

Die Prießnitzauflage ist eine feuchtkalte Auflage auf die Bauchnabel-Magen-Gegend. Dort ist das Zentrum des vegetativen Nervensystems in Form des Sonnengeflechts (Solar Plexus) angesiedelt.

Der zunächst starke Kältereiz ist innerhalb weniger Sekunden gut und angenehm erträglich. Als Gegenreaktion des Körpers wird mehr Blut in diesen Bereich hingeführt, das er dazu u. a. aus dem Kopfbereich entzieht. Dies führt zur Tonisierung, also zum Ausgleich des vegetativen Nervensystems, und hat besonders gute Wirkung bei Einschlaf- und Schlafstörungen. Die Prießnitzauflage leistet nicht nur während der Fastenzeit sehr gute Dienste, sondern auch bei entsprechenden Symptomen im Alltag.

Ein normales Handtuch im mittleren Bereich mit kaltem Wasser tränken und auswringen, sodass es nicht mehr tropft. Die beiden trockenen Enden über den feuchten Teil schlagen und das Handtuch in liegender Position im Bett auf die Bauchnabel-Magen-Gegend legen. Die Anwendung sollte etwa zehn Minuten dauern, wenn man aber z. B. nachts dabei einschläft, bringt dies keinen Nachteil.

■ **Prießnitzauflage
in der Praxis**

■ Das Wechselfußbad

Die folgende Regel hat nicht nur beim Fasten, sondern auch im täglichen Leben große Bedeutung: *Wir sollten uns nie mit kalten Füßen zum Essen an den Tisch setzen und auch nicht abends mit kalten Füßen ins Bett gehen.* Das ansteigende Wechselfußbad hat eine sehr starke und tiefreichende Wirkung sowohl auf die Füße als auch auf den Bereich der inneren Organe (Magen, Darm usw.). Bei Durchführung dieses Fußbades über eine Zeit von etwa zwei bis drei Wochen täglich vor dem Zubettgehen können wir erreichen, dass wir keine kalten Füße mehr bekommen. Dies liegt daran, dass durch den Temperaturwechsel ein Gefäßtraining und eine intensive Entsäuerung des Gewebes im Fußbereich stattfinden und so eine andauernde bessere Durchblutung möglich wird. Viele Unpässlichkeiten, speziell im Magen- und Darmbereich, werden dadurch beseitigt.

■ Wechselfußbad in der Praxis

Wichtig ist bei einem solchen Fußbad, dass mit einer sogenannten indifferenten Hauttemperatur begonnen wird, also mit Wasser, das uns am Fuß lauwarm erscheint. Nur dann lässt es unser Körper zu, dass bei der Temperatursteigerung die Wärme frei in den Fuß hineingelassen wird. Bei anfangs zu hohen Temperaturen wehrt sich unser Organismus gegen die Aufnahme der Hitze. Die Füße dazu bis über die Knöchel ins Wasser stellen, dann fortlaufend etwas sehr heißes Wasser hinzugeben, sodass innerhalb von sechs bis sieben Minuten die Wassertemperatur bis knapp über 40 °C steigt. Die Füße werden sehr stark durchblutet, sodass sie rot erscheinen. Dann beide Füße in ein zweites Gefäß mit kaltem Wasser stellen, wo sie je nach Kälte des Wassers ein bis zwei Minuten verbleiben. Währenddessen das heiße Wasser zum Teil ausleeren und mit kaltem Wasser wieder zur indifferenten Hauttemperatur auffüllen. Nach dem Kaltwasserbad die Füße wieder in die neu gefüllte Wanne setzen und die Temperatur durch Zugabe von heißem Wasser langsam ansteigen lassen (= ansteigendes Fußbad). Nach Erreichen der knapp über 40 °C wieder in das kalte Wasser wechseln und das Ganze ein drittes Mal wiederholen. Nach der dritten Erwärmung der Füße nur noch einmal kurz in das kalte Wasser eintauchen und die Füße gut abtrocknen. Damit keine Unterkühlung stattfindet, auch die Zehenzwischenräume gut abtrocknen.

■ Richtig Saunieren

Richtig durchgeführte Saunabäder haben eine sehr wohltuende, „entgiftende" Wirkung auf unseren Körper. Sie fordern aber auch unseren Kreislauf und insofern sind die Regeln zu beachten, welche die gesundheitsfördernde Wirkung des Saunabads unterstützen. Saunagewohnte Menschen dürfen durchaus auch beim Fasten saunieren, gerade hierbei ist aber die Beachtung der Regeln besonders wichtig. Während der ein- bis zweitägigen Einleitung des Fastens sollte nicht sauniert werden, um den Körper mit Reizen nicht zu überfordern.

Saunieren in der Praxis:

Richtig Saunieren	Begründung	
Nach Anstrengungen oder Aufregung 15–30 Minuten vergehen lassen und für Ruhe vor dem Saunabad sorgen.	Der Körper muss unbeeinträchtigt auf Wärmereize reagieren können.	■ Beginn des Saunabads
Erst 1–2 Stunden nach einer Mahlzeit Saunieren; evtl. vorher noch etwas Brot oder Süßes zu sich nehmen.	Es darf kein Blutzuckermangel be- oder entstehen.	
Sorgfältige Körperwäsche, danach gut abtrocknen.	Dadurch wird ein besseres Schwitzen in der Sauna ermöglicht und Rücksicht auf Mitbadende genommen.	
Auf der zweiten oder dritten Bank liegen oder entspannt sitzen. Beim Sitzen die Füße auf die Bank in Sitzhöhe stellen.	Lieber intensiv aber kürzer saunieren. Das schont Herz und Kreislauf.	■ Verhalten in der Sauna
8–12 Minuten (max. 15 Minuten)	Die Zeit ist ausreichend zum Aufheizen und richtigen Schwitzen.	
Vor dem Verlassen der Sauna sich langsam aufsetzen.	Anpassung des Körpers an die aufrechte Haltung. Bei zu schnellem Aufstehen besteht sonst die Gefahr von Schwindel und Bewusstlosigkeit.	

Richtig Saunieren	Begründung
■ Verlassen der Sauna-Kabine Zunächst ein Luftbad nehmen und an der frischen Luft herumgehen.	Durch den Reiz der kühleren Außenluft bekommt der Körper über die Lungen viel Sauerstoff.
Vor Eintreten von Frösteln das Luftbad beenden.	Die Haut benötigt noch Wärme für Kaltwasseranwendungen.
Abgießen mit Kaltwasser, wobei die Temperatur individuell eingestellt wird, mit laminarem Strahl (gerichtet, unverwirbelt)	Förderung des Blutrückstromes zum Herzen, was die Herzschlagzahl vermindert.
vier- bis fünfminütiges, lauwarmes Fußbad im Sitzen.	Reflex in der ganzen Haut, wodurch die Durchblutung steigt. Die Verweildauer gestattet, dass Wärme von innen an die Haut zurückströmt.
Wenn gewünscht, wiederholt abgießen und anschließendes warmes Fußbad.	Entfernt die aufgenommene Wärme, es entsteht kein „Nachschwitzen"; zudem gutes Blutgefäßtraining.
Anstelle der Güsse das Tauchbecken nutzen, in das der ganze Körper eingetaucht wird.	Sehr kräftiger Reiz für das Blutgefäßsystem, bei dem der Blutdruck kurzfristig steigt. Je nach Konstitution mit Vorsicht zu genießen.

Insgesamt können ein bis maximal drei Saunagänge von je 8–12 Minuten durchgeführt werden. Während des Saunaaufenthalts keine Flüssigkeit zuführen, da sonst eine Körperentschlackung unterbleibt. Danach sind verdünnte Säfte, Mineralwasser oder auch reines mineralarmes Wasser zu empfehlen.

Nach dem letzten Abguss gut abtrocknen und danach ankleiden. Besonders darauf achten, dass die Füße warm bleiben. Gut ist es, danach noch etwa eine halbe Stunde Liegeruhe zugedeckt im Ruheraum folgen zu lassen.

■ Güsse

Regelmäßig durchgeführte Kneippgüsse sind eine ausgezeichnete Grundlage für die Tonisierung (Ausgleichung) des vegetativen Nervensystems. Da Fasten in dieselbe Richtung wirkt, unterstützen die Güsse während einer Fastenzeit die Vorgänge im körperlichen, seelischen und geistigen Bereich. Der Erfolg der Anwendungen hängt ab von ihrer richtigen Durchführung:

Wir reagieren auf Kälte empfindlicher als auf Wärme. Dies besonders bei Benutzung eines Brausestrahls, da durch den dann entstehenden Tropfennebel an der Hautoberfläche eine Irritation stattfindet. Wesentlich angenehmer und wirkungsvoller ist es, wenn das Wasser während eines Gusses wie eine Wasserplatte an der Haut entlangfließt. Es hat also wenig Sinn, sich besonders bei kühlen bis kalten Güssen mit dem Brausestrahl abzuduschen, weil dies zu unangenehmen Irritationen und zur Abwehrhaltung unseres Körpers führt. Hierfür bieten sich zwei Möglichkeiten an:

■ Das richtige Werkzeug

▷ Die Installation eines *Gießschlauchs* in Badewanne oder Dusche, der einen ¾-Zoll-Durchmesser (20 mm) haben sollte. Textilschläuche sind zu bevorzugen, da Plastikschläuche bei kühlerem Wasser ihre Flexibilität verlieren und steif werden. Dieser Schlauch sollte eine Länge von 1 ½ bis 2 Metern haben.
▷ Ein *Handgießrohr*, das auf den in Bad oder Dusche vorhandenen Schlauch aufgeschraubt wird. Dabei gibt es Modelle[ac], die durch einfachen Handgriff von Gießen mit einem laminaren Wasserstrahl auf Brausestrahl umgestellt werden können.
In allen Fällen ist die Gusseinrichtung stets hinter dem wärmeregulierenden Thermostat einzurichten, sodass bei jedem Guss die individuell richtige Temperatur fein abgestimmt gewählt werden kann. Alle Wasseranwendungen in einem gut temperierten Raum ohne Luftzug durchführen, auf einem Holz- oder Plastikrost stehend, damit durch den Wannen- oder Duschboden nicht zu viel Wärme von den Füßen abgezogen wird.

---

ac Informationen über Anbieter dieses Zubehörs für die Durchführung von Kneipp'schen Anwendungen zu Hause erhalten Sie kostenlos über unseren Leserservice in der NaturaViva Verlags GmbH, Postfach 1203, 71256 Weil der Stadt/Deutschland, Telefon +49 (0)7033 1380816, Fax +49 (0)7033 1380817.

Die im Folgenden beschriebenen kalten Wasseranwendungen stets auf unseren (bett-)warmen Körper ohne vorheriges Warmduschen aufbringen. Nur so ist die in erster Linie immunstärkende und abhärtende Wirkung erreichbar. Die aus körpereigener Kraft folgende Erwärmung sollte höchstens innerhalb von zehn Minuten erfolgt sein, eventuell ist es dazu empfehlenswert, anschließend noch einmal unter die Decke zu schlüpfen. Klappt die Erwärmung innerhalb dieser Zeit trotzdem nicht, muss der Reiz des Gusses gemildert werden. Die Intensität kann gesteuert werden durch die Temperatur (je kühler, desto stärker), die Länge des Gusses (je länger, desto stärker) und eventuell dadurch, dass der Guss nicht nur einmal, sondern wiederholt durchgeführt wird. Nach dem Guss sollten die mit Wasser benetzten Körperteile nicht abgetrocknet, sondern nur abgestreift werden. Durch die damit entstehende Verdunstungskälte setzt sich ein milder Reiz nach dem Guss fort.

Die Güsse immer am entspannten Körper ausführen. Dies wird am besten dadurch erreicht, wenn man jeweils nach einer erfolgten Einatmung während des Gusses durch die leicht zusammengepressten Lippen langsam und kontrolliert ausatmet.

■ **Der Knieguss** ist besonders **anzuwenden** bei:
▷ gefäßbedingten Kopfschmerzen
▷ leichten arteriellen Durchblutungsstörungen der Beine
▷ Hitzegefühl
▷ Beinvenenerweiterung (Varizin)
▷ Einschlaf- und Schlafstörungen
Er darf **nicht** angewendet werden bei:
▷ Menstruation (kann verstärkend wirken)
▷ Ischiasnervenschmerzen
▷ Harnwegsinfekt (Nieren- und Blasenleiden)
▷ Frieren und Frösteln
Wirkungen:
▷ blutdrucksenkend
▷ entstauend
▷ durchblutungsfördernd
▷ reaktiv erweiternd auf Arterien
▷ tonisierend (Kräftigend auf Venen)
▷ vegetativ beruhigend, schlaffördernd

Knieguss in der Praxis:
Auch hier herzfern (siehe Seite 96) beginnen.
Mit dem rechten Bein beginnen und den Wasserstrahl vom Fußrücken außen aufwärts bis etwa eine Handbreit über das Knie führen. Dort mit dem Wasserstrahl in einer Hin-und-Herbewegung verweilen, dann auf der Innenseite langsam bis zum Fuß abwärtsführen. Den gleichen Vorgang für die Rückseite des Beins durchführen, um alle Hautbereiche zu erreichen. Nun das linke Bein in der gleichen Abfolge wie für das rechte beschrieben behandeln.
Abschließend die rechte und linke Fußsohle mit dem Wasserstrahl benetzen.

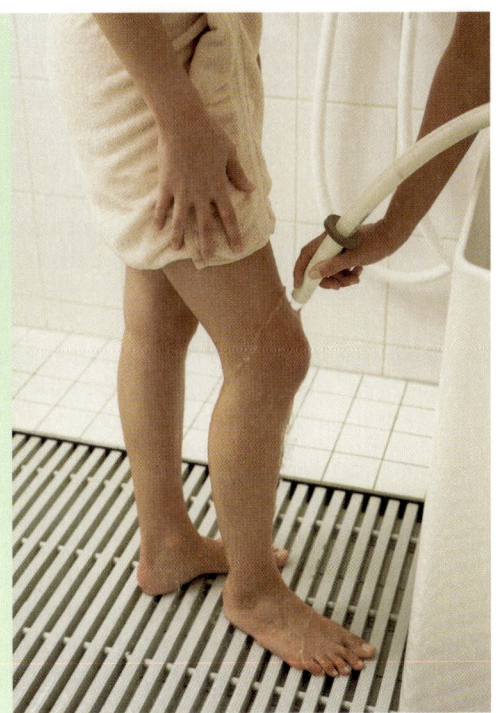

Der Beinguss ist besonders **anzuwenden** bei:

■ **Der Beinguss**

▷ Beinvenenleiden (Varizin)
▷ leichten arteriellen Durchblutungsstörungen der Beine
▷ Einschlafstörungen

Er darf **nicht** angewendet werden bei:

▷ Menstruation
▷ Ischiasnervenschmerzen
▷ Harnwegsinfektionen (Nieren- und Blasenleiden)
▷ Frieren und Frösteln
▷ niedrigem Blutdruck mit Beschwerdesymptomen

Wirkungen:

▷ blutdrucksenkend
▷ entstauend
▷ durchblutungsfördernd, auf Arterien reaktiv erweiternd
▷ tonisierend (kräftigend auf Venen und Bindegewebe)
▷ vegetativ beruhigend, schlaffördernd

Beinguss in der Praxis:
Beginnend am rechten Bein den Wasserstrahl vom Fußrücken außen aufwärts bis in die Leiste führen. Dort mit dem Wasserstrahl in einer fünfmaligen Hin-und-Herbewegung verweilen, dann auf der Innenseite abwärts wieder bis zum Fuß hinuntergehen. Den gleichen Vorgang auch für die Rückseite dieses Beins durchführen.
Nun das linke Bein auf gleiche Weise behandeln.
Abschließend jede Fußsohle mit Wasser „streicheln".

■ **Der Armguss** ist besonders **anzuwenden** bei:
▷ Abgeschlagenheit
▷ Abgespanntheit
▷ nervösem Herzjagen
▷ ständig niedrigem Blutdruck (Hypotonie)
▷ bei Nachmittagsmüdigkeit und Abgespanntheit empfehlenswert
Er darf **nicht** angewendet werden bei:
▷ organischen Herzerkrankungen wie Herzrhythmusstörungen, koronarer Herzkrankheit oder Angina Pectoris
▷ Asthma bronchiale
▷ Frieren und Frösteln
Wirkungen:
▷ besonders kreislaufanregend und erfrischend
▷ bei Bergwanderungen zur Erfrischung nach größeren Anstrengungen
Ähnlich wirken auch Armbäder, bei denen die beiden Arme bis zur Schulter in ein Waschbecken oder in einen Trog eingetaucht werden. Die Intensität sollte dabei verstärkt werden, indem die Arme in dem Wasser langsam hin- und herbewegt werden.

Armguss in der Praxis:
Beginnend mit dem rechten Arm den laminaren (siehe Seite 106) Wasserstrahl von der Hand außen aufwärts bis zur Schulter führen. Dort mit dem Wasserstrahl in einer vier- bis fünfmaligen Hin-und-Herbewegung verweilen, dann an der Innenseite abwärts wieder zur Hand führen.
Die gleiche Anwendung am linken Arm durchführen.
Die benetzten Körperteile nicht abtrocknen, sondern nur abstreifen, um noch einen milden Nachreiz zu erreichen.

Der Nackenguss ist besonders **anzuwenden** bei: ■ **Der Nackenguss**
▷ akutem Hartspann der Halswirbelsäule
▷ chronischer Verspannung der Nackenmuskulatur
▷ Verkrampfungskopfschmerzen
▷ depressiver Verstimmung
▷ Wetterempfindlichkeit
▷ chronischen Ohrengeräuschen, Ohrensausen (Tinnitus)
▷ Migräne und gefäßbedingtem Kopfschmerz
Er darf **nicht** angewendet werden bei:
▷ Grünem Star (Glaukom) und Grauem Star (Cataract)
▷ Bluthochdruck (Hypertonie)
▷ Schilddrüsenerkrankungen
Wirkungen:
▷ Muskelentspannung
▷ durchblutungsfördernd am Kopf
▷ gefäßentkrampfend

Nackenguss in der Praxis:
Bei diesem Guss sollte eine zweite Person helfen.
Oberkörper vornüberbeugen und so mit den Händen abstützen, dass eine kleine Neigung nach vorne vorhanden ist
Wasserstrahl auf den Nacken richten (Wasserplatte), so kann das Wasser nach vorne, rechts und links am Hals ablaufen.
Leichte Drehbewegungen des Kopfes unterstützen die Wirkung des Gusses.

Der Gesichtsguss ist besonders **anzuwenden** bei: ■ **Der Gesichtsguss**
▷ Abgeschlagenheit, geistiger und körperlicher Ermüdung
▷ Kopfschmerzen, Migräne
▷ zur Erfrischung
▷ Herzstolpern und Herzjagen
▷ Altersfalten
Er darf **nicht** angewendet werden bei:
▷ Augenleiden (Grauer und Grüner Star)
▷ akuten Nebenhöhlenerkrankungen (Stirn- und Nasen-
  nebenhöhlen)
▷ Nasenentzündungen
Wirkungen:
▷ herzberuhigend
▷ erfrischender, hautstraffender „Schönheitsguss"

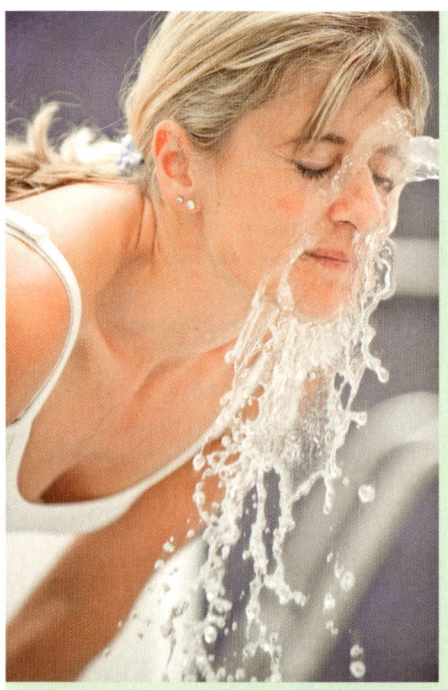

Gesichtsguss in der Praxis:
Beim Gesichtsguss ist es besonders wichtig, auf die richtige Atmung zu achten. Es ist zu empfehlen, vor der Anwendung tief einzuatmen und dann während der Anwendung des Strahls langsam auszuatmen, am besten durch die etwas zusammengepressten Lippen (kontrollierte Ausatmung). Die Anwendung wird dabei in vier Phasen eingeteilt, zu denen jeweils eine solche Ein- und Ausatmung gehört.

1. Den Körper nach vorne beugen und den Kopf etwas anheben. An der rechten Schläfe beginnen und den Wasserstrahl über die Stirn zur linken Schläfe und wieder zurückführen, drei- bis viermal in dieser Bewegung hin- und herführen. Dann den Wasserstrahl ganz vom Gesicht wegnehmen, um in Ruhe wieder einzuatmen.
2. Anschließend den Wasserstrahl auf der rechten Gesichtshälfte drei- bis viermal auf- und abführen. Dann den Schlauch wieder wegnehmen, um entspannt wieder neu Luft zu holen.
3. Es folgen drei bis vier Auf- und Abbewegungen auf der linken Gesichtshälfte und wieder eine Atempause.
4. Als Abschluss folgt eine drei- bis viermalige Umkreisung des Gesichts im Uhrzeigersinn. Danach das Gesicht nur kurz abtupfen, sodass durch die Verdunstungskälte noch ein milder Kühlreiz nachwirkt.

■ Ganzkörperguss

Der Ganzkörperguss stellt eine aufeinanderfolgende Anwendung der auf den Vorseiten beschriebenen Teilgüsse dar. Er ist als stärkerer Reiz für den Körper einzustufen. Ich empfehle daher, ihn erst nach einem gewissen Aufbautraining der Teilgüsse nach einer Woche durchzuführen. Er ist eine vorzügliche Maßnahme, um auch im Alltag die Widerstandkraft des Immunsystems und damit des Körpers ganz allgemein auf höchstem Niveau zu halten. Man kann den Körper auch dadurch an seine Anwendung trainieren, dass man anfangs mit milderen Wassertemperaturen, also einem milderen Reiz, arbeitet, um den Körper zu trainieren. Es ist generell wichtiger, diese Anwendungen regelmäßig durchzuführen, als nur ab und zu mit großen Reizstärken (großen Temperaturdifferenzen). Nur dadurch erreichen wir die willkommene Toleranz des Körpers für noch kühlere Wassertemperaturen und damit größere Erfolge in der Anwendung.

Der Ganzkörperguss ist besonders **anzuwenden**:
▷ zur Abhärtungsübung
▷ als willkommener Reiz nach der Sauna
▷ bei Stoffwechselstörungen, insbesondere in Kombination mit Übergewicht
▷ bei Gicht
▷ bei Diabetes mellitus
▷ bei Fettstoffwechselstörung (Hypercholesterinämie und Hypertriglyzeridämie)
Er darf **nicht** angewendet werden bei:
▷ allgemeiner Gefäßverkalkung (Arteriosklerose)
▷ chronischen Kreislaufstörungen
Wirkungen:
▷ vegetativ stabilisierend
▷ stoffwechselanregend
▷ kreislaufanregend
▷ atmungsanregend

■ **Der Ganz-
körperguss**

Ganzkörperguss in der Praxis:
Beim Ganzkörperguss wird auf der Rückseite des Körpers begonnen.

1. Zunächst den Beinguss wie auf Seite 110 beschrieben durchführen (Reihenfolge rechtes Bein, linkes Bein usw.). Es folgt der Armguss (siehe Seite 110), ebenfalls in der entsprechenden Reihenfolge (rechter Arm, linker Arm). Dabei wird das Verweilen in Schulterhöhe erweitert, indem hier der Wasserstrahl auch über die Schulter hinweg zum Teil nach vorne geleitet wird, wobei ca. 1/3 der Wassermenge nach vorne und 2/3 über den Rücken abfließen sollen. Günstig ist hierbei eine Art elliptisch-kreisende Bewegung, dann den Wasserstrahl an dem entsprechenden Arm wieder zurück zu den Händen führen.

2. Die ganze Prozedur analog an der Vorderseite des Körpers durchführen. Dabei dann bei den Armgüssen auf Schulterhöhe ein Drittel des Wassers nach hinten und 2/3 des Wassers nach vorne leiten. Beim linken Arm zum Abschluss den Wasserstrahl auf der Vorderseite herabführen, dabei die Brüste dreimal umkreisen und anschließend eine Spirale um den Bauchnabel ziehen, um dann den laminaren (siehe Seite 106) Strahl am linken Bein bis zum Fuß herabfließen zu lassen.

3. Abschließend noch kurz beide Fußsohlen, erst rechts, dann links, damit benetzen.
Auch hier wird der Körper nur abgestreift bzw. abgetupft (also nicht abgetrocknet), sodass der Verdunstungsreiz noch nachwirken kann. Falls die Energie zur Erwärmung des Körpers nicht ganz ausreicht, ist eine kurze Bettruhe zu empfehlen.

Kleine Heilkräuterkunde

Unser Zeitalter hat die Aufgabe, die Einbettung des Menschen in das Naturganze wieder zu entdecken, wieder bewusst zu machen. *Prof. Dr. H. Mommsen*

■ Mehr Naturnähe

Vor hundert Jahren gab es weniger Krankheiten als in der heutigen Zeit. Wir haben zwar durch die Fortschritte in der Medizin und in der Hygiene fast alle Seuchen, die die Menschen in den vergangenen Jahrhunderten plagten, besiegt. Dennoch haben sich in den letzten Jahrzehnten durch unsere in den hochzivilisierten Ländern verbreitete Lebensweise Krankheitsbilder entwickelt, die man früher nicht kannte und gegen die es keine Spritzen und keine Tabletten gibt.

Außerdem haben die Krankheitsbilder zugenommen, die als „Zivilisationskrankheiten" bezeichnet werden. Es ist daher unsere Aufgabe, in unserem gemeinsamen Verhalten wieder mehr Übereinstimmung mit der Natur zu erhalten, also **vorwärts zur Naturgesetzlichkeit!** In diesem Begriff ist alles enthalten und es geht nur noch darum, den für uns wichtigen Teil der Naturgesetzlichkeit zu erkennen und danach zu handeln. Bei den heutigen Problemen im Gesundheitswesen gewinnt dies ganz besondere Bedeutung, denn nur wenn wir Eigenverantwortung übernehmen, können die dort anstehenden Probleme gelöst werden. Immer mehr Menschen sind dazu bereit und die Beschäftigung mit der Heilkräuterkunde ist hierbei ein bedeutender Baustein.

■ Die Aufgabe, sich nach einer Naturgesetzlichkeit zu richten, kann jeder individuell in Angriff nehmen und für sich umsetzen. ■

Die naturgegebenen Kräuter mit ihren wichtigen Wirkstoffen sind ein wichtiges Steinchen in dem hierzu notwendigen Mosaik. Wir sollten sie nicht erst nutzen, wenn uns ein Leiden plagt, sondern sie vorbeugend täglich durch Trinken von Heilkräutertees in unser Leben integrieren. Hiermit erreichen wir zweierlei: einmal die Zuführung der eben erwähnten Wirkstoffe und die Erhöhung unserer Abwehrkräfte. Wir helfen dem Körper, sich selbst zu wehren und, wo notwendig, zu heilen. Zum anderen ist die damit verbundene Zufuhr von genügend Flüssigkeit zur Durchspülung unseres Körpers ein wichtiges

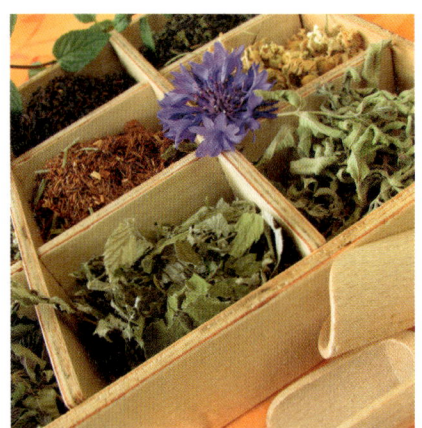

Moment der Gesundung, da wir damit seine Entgiftungsfunktionen verbessern. Der Körper braucht zur Entgiftung eine Mindestmenge an Flüssigkeit, die pro Tag bei unserem Klima und normaler Betätigung ca. 40 ml/kg Körpergewicht und Tag beträgt. Wir helfen auf diese Weise besonders den Nieren bei ihrer wichtigen Tätigkeit der Ausscheidung von Gift- und Abfallstoffen. Unser Körper dankt es durch mehr Wohlbefinden, höhere Leistungsfähigkeit und ein höheres Maß an Lebensqualität.

Es gibt bereits unzählige Bücher auf dem Gebiet der Heilkräuterkunde, wissenschaftliche Bücher, Bücher für den Laien, Bücher mit vielen schönen Bildern, Bücher mit vielen Rezepten – Bücher für fast jeden Geschmack. Besonders für Anfänger auf diesem Gebiet wirkt die Vielfalt des Angebotes eher verunsichernd als Mut zu machen für eine intensive Beschäftigung mit dieser hochinteressanten Materie. Doch es lohnt sich, die gesundheitsfördernden Wirkungen der Heil- und Wildkräuter noch mehr in die tägliche Nutzung zu Hause einzubeziehen und sie besonders während des Fastens unterstützend und gezielt einzusetzen. Dabei hilft vielleicht die Übersicht (Seite 120 ff.), in der Informationen über Wirkungsspektren, Sammelzeit und Verwendungsmöglichkeiten von 30 Heilkräutern aufgelistet werden, ebenso wie die Zusammenstellung „Spezielle Kräuter für die Fastenzeit" (Seite 124 ff.). Die Ausführungen zur Zubereitung (Seite 117 f.) sind hierbei zu berücksichtigen.

■ Die Heilkräfte der Natur

Aus dem Pflanzenreich erhalten wir nicht nur Nahrung in Form von Fett, Kohlenhydraten und Eiweiß. Viele Pflanzen zeichnen sich dadurch aus, dass sie Wirkstoffe enthalten, die trotz ihrer geringen Mengen in unserem Körper sehr positive und anregende Wirkungen ermöglichen. Hierzu zählen die sogenannten Heilkräuter, Wildkräuter und auch Gewürze.

Eine **Zubereitungsform,** die Heilkräfte von Kräutern zu nutzen, sind Kräutertees. Es bieten sich vier verschiedene Möglichkeiten an, deren Auswahl sich nach der Konsistenz des betreffenden Tees richtet.

Der Aufguss ist die am weitesten verbreitete Methode der Teezubereitung. Die Droge – das ist der Fachbegriff für die getrockneten Heilpflanzen – wird mit kochendem Wasser übergossen und man lässt sie nach folgender Faustregel ziehen:

■ **Der Aufguss (Infus)**

▷ Blüten 5 Minuten
▷ Blätter 10 Minuten

Natürlich gibt es Abweichungen von dieser Faustregel, die großen Einfluss auf die Wirkungsweise eines Tees haben und beachtet werden müssen. Ein typisches Beispiel ist der Salbei: Er wird in der Volksheilkunde u. a. eingesetzt zum Gurgeln und Trinken bei Halsentzündungen, weil er entzündungshemmende Wirkstoffe enthält. Diese Wirkung kann sich aber nur voll entfalten, wenn wir bei der Zubereitung des Salbeitees beachten, dass dieser nur sehr kurz, drei bis maximal fünf Minuten, zieht. Salbei wird auch eingesetzt zur Verminderung von starkem Schwitzen oder auch wenn bei Frauen der Wunsch besteht, abzustillen. Dann muss der Salbeitee 10–15 Minuten ziehen, um seine adstringierende Wirkung voll zu entfalten. Grund für diese Wirkung sind die im Salbei enthalten Gerbstoffe, die aber schwerer löslich sind als die im ersten Fall gewünschten entzündungshemmenden Wirkstoffe. Bei längerem Ziehen drängen die sich dann lösenden Gerbstoffe sogar die anderen Wirkstoffe zurück.

Bei ihr wird die Droge kalt angesetzt, zum Kochen gebracht und 5–10 Minuten ziehen gelassen. Die Zubereitung ist besonders bei weicheren Rinden, weicheren Wurzeln u.ä. sinnvoll.

■ **Die Aufkochung (Absud)**

Auch hier wird die Droge kalt angesetzt, aufgekocht und anschließend noch 20–30 Minuten bei ca. 95 °C geköchelt. Ein Beispiel für diese Zubereitung sind Zinnkraut oder Ackerschachtelhalm, der sehr viel Mineralien enthält, die aber nur langsam in einen Wasserauszug übergehen.

■ **Die Abkochung (Dekokt)**

■ Der Kaltauszug
(Mazerat)
Hier wird die Droge mit kaltem Wasser angesetzt und darin drei bis acht Stunden (oder über Nacht) stehengelassen. Sie wird dann nur trinkwarm erwärmt und anschließend abgegossen. Dieser Kaltauszug ist bei einigen stärkehaltigen Drogen ein Muss, z.B. bei der Herstellung von Tees aus Eibischwurzel, Mistel und Bärentraubenblättern. Zu beachten ist: Ein Kaltauszug sollte nie von frischen Kräutern hergestellt werden, da hierbei unkontrollierte enzymatische Prozesse ablaufen können, die bis zur Entwicklung von unerwünschten Keimen, Pilzen und Hefen reichen.

■ Die Teemenge
pro Tasse
ist je nach Sorte unterschiedlich. Die Erfahrung zeigt, dass oft zu stark dosiert wird. Ein milder Tee schmeckt besser und hat meist eine bessere Wirkung, da der Körper mit milden Reizen besser umgehen kann. So sollte z.B. zur Herstellung von Wermuttee pro Tasse nur eine Prise verwendet werden und er sollte nur drei Minuten lang ziehen.

■ Wirkstoffe der Heilpflanzen

Jede Pflanze enthält in ihren Vakuolen oder in ihrer Zellflüssigkeit Wirkstoffe, die sie dort speichert. Man findet häufig in einer Pflanze mehrere Wirkstoffe, die chemisch ähnlich aufgebaut sind und die daher auch ähnliche Wirkung haben und sich in ihrer Heilwirkung gegenseitig unterstützen.
Aus diesen Gründen ist die Wirkung der ganzen Pflanze häufig der Wirkung ihres isolierten Hauptwirkstoffs überlegen. Es ist also immer anzustreben, die Pflanzenteile in ihrem Komplex, also möglichst als Ganzes zu verwenden. Dieser Vorteil gilt auch für Frischpflanzen-Presssäfte.

Löslichkeit von Wirkstoffen

Aufgrund ihrer Löslichkeit unterscheidet man zwei Gruppen:

▷ die wasserlöslichen Wirkstoffe
▷ die fettlöslichen oder alkohollöslichen Wirkstoffe

Die Gewinnung und weitere Verarbeitung der einzelnen Heilkräuter richtet sich in erster Linie nach der Löslichkeitsgruppe der in ihnen enthaltenen Wirkstoffe.

Wässrige Auszüge, so wie Tees, sind also in erster Linie zu empfehlen bei Wirkstoffen, die wasserlöslich sind. Möchte ich dagegen die fettlöslichen Wirkstoffe wie z.B. ätherische Öle nutzen, so empfehlen sich alkoholische oder Ölauszüge. Typische Beispiele für Letztere sind Baldriantropfen, Melissengeist oder auch Johanniskrautöl (Rotöl). Es wäre auf der anderen Seite nicht sinnvoll, einen alkoholischen Auszug aus Brennnesseln zu machen, da diese wenig alkohollösliche Stoffe enthalten, dafür aber einen großen Anteil an wasserlöslichen, wie Mineralstoffe, sodass hier die Zubereitung in Form von Tees zu empfehlen ist.

HEILPFLANZEN
BESTANDTEILE

| WURZELN | BLÄTTER | BLÜTEN |

WIRK- UND BEGLEITSTOFFE

DARREICHUNGSFORMEN

- frisches Kraut
- Frischpflanzensäfte
- wässriger Auszug
- alkoholischer Auszug
- öliger Auszug
- getrocknete Heilpflanze (Droge) + Tees

■ Wirkungsspektren, Sammelzeit und Verwendungsmöglichkeiten von 30 wichtigen Heil- und Wildkräutern

Die hier aufgelisteten Kräuter kann man auch selbst sammeln oder im eigenen Garten oder auf dem Balkon züchten.

Name des Krauts	verwendete Pflanzenteile	Sammel- zeit	Wirkungsspektren	Verwendung in der Küche
Bärlauch	Blätter und Blüten (Vorsicht! Nicht mit Maiglöckchen verwechseln)	März bis April	positive Wirkung auf das Blutgefäßsystem (ähnlich Knoblauch), regt Magen und Darmdrüsen an	als Salat oder als Beigabe zu Salaten
Beifuß	Blätter und Knospen	Mai bis Juni	appetitanregend, leber- und gallenanregend	Frischgewürz zu Salaten
Beinwell	Blätter und Blüten	April bis Juni	günstige Wirkung bei rheumatischen Prozessen an Gelenken, Muskeln und Gewebe entzündungshem-	Gewürzbeilage zu Salaten, ähnlich wie Borretsch
	Wurzeln	Herbst	mend, wundheilend, angewendet bei Prellungen und Gelenkschmerzen	–
Birken- blätter	Blätter	März bis Mai	bei Arthritis, harntrei- bend, zur Kräftigung von Blase und Nieren	Beigabe zu Salaten
Brennessel- blätter	Blätter und junge Triebe	März bis September	„blutreinigend" bei rheumatischen Erkrankungen, harntrei- bend, Zuführung von basischen Valenzen	fein gehackt als Gewürzbeilage, aber auch als Salat und Gemüse
Brunnen- kresse	Blätter und Blüten	April bis Juni	Förderung des Stoff- wechsels, anregend und ausscheidungsför- dernd	Frischsalat oder als Beigabe dazu

Name des Krauts	verwendete Pflanzenteile	Sammel-zeit	Wirkungsspektren	Verwendung in der Küche
Echinacea (Sonnen-hut)	Kraut und Blüten	Juli bis September	immunstärkend, besonders günstig bei Infekten der Atem-wege und der ablei-tenden Harnwege	Verwendung als Tee
Gänse-blümchen	Blüten und Blätter	Februar bis November	hustenlindernd und schleimlösend, regt die Leberfunktion an, blutdrucksenkend	Beigabe zu Salaten und Suppen
Gänse-fingerkraut	Blätter und junge Triebe	April bis Juni	krampflösend, ent-spannend bei Magen- und Darmkrämpfen (Durchfälle), stopfend, zur Linderung von leicht schmerzhaften Regelblutungen	als Salat oder als Beigabe zu fetthal-tigen Speisen
Giersch	junge Blätter	April bis Juni	bei rheumatischen Erkrankungen	Beigabe zu Sala-ten, als Saftauszug
Huflattich	anfangs Blüten, später auch Blätter	März bis Juli	schleimlösend und erleichternd bei Asthma, Bronchial-katarrh und trockenem Husten, Entzündungen der Mund und Rachen-schleimhaut	Beigabe zu Salaten
Johannis-kraut	in erster Linie Blüten	Juni bis August	nervenstärkend, Hilfe bei nervösen Erschöp-fungszuständen, Wundbehandlung	als Tee und als Rot-öl bei Wund-, Haut- und Narbenbehand-lungen, bei Ein-nahme auch gegen entzündliche Prozesse im Körper
Kamillen-blüten	Blüten	Juli bis August	Beruhigung, entzün-dungshemmend, toni-sierend auf die Magen-funktion	als Tee (innerlich) und für Umschläge (äußerlich)

Name des Krauts	verwendete Pflanzenteile	Sammel-zeit	Wirkungsspektren	Verwendung in der Küche
Knoblauch	Knoblauch-zwiebel	August bis Oktober	„gefäßputzend", Anregung für Magen- und Darmdrüsen, regulierende Wirkung auf den Cholesterinspiegel	Würzmittel für Salate und Gemüse
Löwenzahn	Blätter, Blüten und Wurzel	März bis Mai	Leberfunktions-stärkung, Anregung der Gallensekretion, harntreibend	als Salat, Wurzel als Gemüse
Melisse	Blätter und Knospen	März bis September	entspannend, gegen nervöse Magen- und Herzbeschwerden	als Salat und Beigabe zu Salaten
Mistel	Kraut und Blätter	Winter-monate	unterstützt und toni-siert die Kreislauffunktionen	als Tee (Kaltansatz)
Rosmarin	Blüten und Blätter	Juni bis September	natürliches Anregungsmittel für den Kreislauf	als Gewürz in Salaten und Speisen
Salbei	Blüten und Blätter	Mai bis August	übermäßige Schweißabsonderung, hilft bei Mund- und Rachenentzündungen	als Gewürz in Salaten und Speisen
Sauer-ampfer	Blätter	April bis September	Anregung für den Stoffwechsel	als Salat
Schafgarbe	Blüten und Blätter	März bis August	Anregung des Blut-gefäßsystems, der Leber und Galle, bei Appetitlosigkeit und chronischen Magen-beschwerden, krampf-artigen Beschwerden	Beigabe zu Salaten

Name des Krauts	verwendete Pflanzenteile	Sammelzeit	Wirkungsspektren	Verwendung in der Küche
Spitz- und Breitwegerich	Blätter	März bis Juni	entzündungshemmend, bei Bronchial- und Rachenkatarrh, schleimlösend, hilft auch bei Insektenstichen	als Salat, Tee und Saft
Thymian	Blüten und Blätter	Juni bis September	schleimlösend und auswurffördernd, wirkt günstig auf Atemwege und Atmungsorgane	Gewürzzugabe zu Salaten und Gemüse
Vogelmiere	Blüten und Blätter	das ganze Jahr	antirheumatisch	als Gewürz in Salaten und anderen Gerichten
Wasser- und Wilde Minze	Blätter	März bis September	anregend auf Magen und Stoffwechsel allgemein	im Salat als Gewürz
Weißdorn	Blätter und Blüten	April bis Juli	zur Unterstützung der Herz-Kreislauf-Funktionen, zur verbesserten Durchblutung des Herzmuskels und vermehrten Sauerstoffzufuhr	als Tee und Salat
Wermut	Kraut und Blatt	April bis September	Appetitlosigkeit, Unwohlsein, Magenkrämpfe mit Völlegefühl, Blähungen, Kopfschmerzen, vegetative Dystonie	als Tee (schwach aufgegossen)

■ Spezielle Kräuter für die Fastenzeit

Für die Fastenzeit gilt: **Viel trinken!** Bei der Auswahl der Getränke sollten wir uns auf solche konzentrieren, die praktisch keine für den Körper verwertbare Energie mitbringen. Das bedeutet im Grunde reines Wasser und ungesüßte Tees. Der Sinn dieser Maßnahme und die physiologische Wirkung im Körper wurden bereits erläutert (siehe Seite 37 ff.). Diese großen Flüssigkeitsmengen versetzen den Körper in die Lage, leichter die beim Fasten aus dem Gewebe freigesetzten, wasserlöslichen, ausscheidungspflichtigen, den Körper belastenden Stoffe auszuscheiden – ein wesentlicher Erfolgswunsch beim Fasten.

Wenn wir nun auf die Heil- und Wildkräuter zurückkommen, so ist es nicht sinnvoll, für den täglichen Gebrauch Heilkräuter mit starken Wirkungen auszuwählen. Solche Kräuter sind nur für den Einsatz bei bestimmten Störungen und Beschwerden bestimmt, die auch während des Fastens auftreten können (siehe Seite 126 f.).

■ Als Dauergetränke während der Fastenzeit sind milde, wohlschmeckende und möglichst basisch wirkende Tees immer zu empfehlen. ■

Bei fastenbegleitenden Tees kann in der Auswahl individuell abgewechselt werden. „Wohlschmeckend" ist hierbei wichtig! Eine Teemischung, die man mit Widerstand trinkt, führt dazu, dass man ungewollt davon immer weniger trinkt und schließlich gar nicht mehr auf seine gewünschte Trinkmenge pro Tag kommt. Es ist kaum möglich, Teemischungen anzugeben, die jedem schmecken, denn Geschmack ist schließlich ein individuelles Erlebnis.

Dennoch zeigt die Erfahrung, dass ein Tee vom Körper besser angenommen wird, wenn er mehrere Geschmackskomponenten vereint: süßlich (z. B. Anis und Fenchel), kombiniert mit säuerlich-süß (Apfelschalen und etwas Malve) und rezent-herb (z. B. Löwenzahn oder Salbei). Auf diese Weise können Langeweile bis hin zu Widerwillen vermieden und die Tees eine Woche lang genussvoll getrunken werden. Der Phantasie bei dieser Auswahl sind, abgesehen von den stark wirkenden Heilkräutern, keine Grenzen gesetzt.

Wohlschmeckende, für das Fasten zu jeder Zeit passende Tee-
mischungen:
▷ Zitronenverbene (französisches Eisenkraut) · Pfefferminz
▷ Zitronenverbene (französisches Eisenkraut) · Pfefferminz
   Melisse

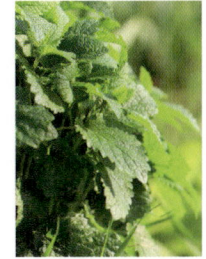

▷ Zitronenmelisse · Anis · Fenchel · Kümmel beigemischt
▷ Apfelschalen · Zitronengras · Koriander
▷ Zitronengras · Apfelschalen · Löwenzahn
▷ Pfefferminz · Melisse · wenig Salbei
Diese Mischungen sind auch außerhalb der Fastenzeit für den
täglichen Gebrauch geeignet.

Teemischungen morgens (kreislaufanregend):
▷ Weißdorn · Hagebutten · Zinnkraut
▷ Buchweizenkraut · Schafgarbe · Melisse

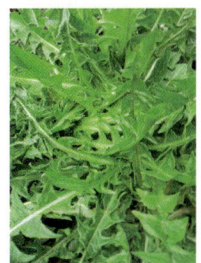

Teemischungen für abends (beruhigend):
▷ Enzianwurzel · Steinklee · Anis
▷ Hopfenblüten · Melisse · Anis

kreislaufanregende Tees:
Rosmarin, Mate, evtl. auch geringe Mengen Schwarztee

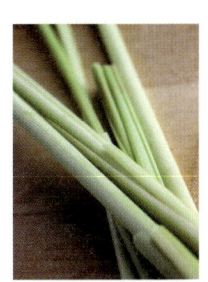

leberanregende Tees:
Mariendistelsamen, Artischocke, Wegwarte, Löwenzahn,
Pfefferminz, Wermut, Enzianwurzel (ihre Bitterstoffe wirken
beim Fasten tonisierend, also ausgleichend)

nierenanregende Tees (wasserausscheidend):
Brunnenkresse, Goldrute, grüner Hafertee, Birkenblätter,
Bohnenschalen, Brennnessel, Zinnkraut

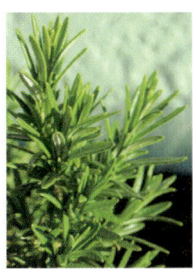

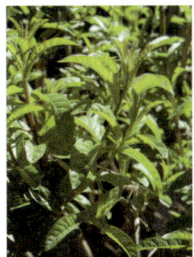
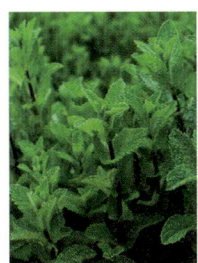
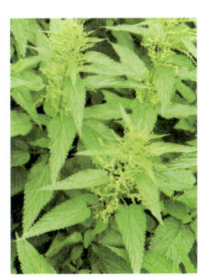

Mischungen aus den vorab genannten Tees lassen sich aromatisch wesentlich verbessern durch die Zugabe von Apfelschalen, Zitronengras, Pfefferminz oder Melisse. Erwähnen möchte ich noch, dass bei der Einnahme von homöopathischen Arzneimitteln der verhältnismäßig stark wirkende Pfefferminz gemieden werden sollte.

Aus dieser Auswahl von Tees können Sie Zusammenstellungen entwickeln, die Ihnen schmecken. Gerade bei Bitterstoffdrogen kommt es darauf an, nur kleine Mengen zu verwenden, sodass sie nur schwach bitter empfunden werden. Auch hier gilt, dass unser Körper mit solchen milden Reizen wesentlich besser umgehen kann als mit übermäßigen Geschmacksreizen.

Tees gegen Fastenflauten und -krisen

Immer wieder wird der Eindruck erweckt, dass Fasten mit Krisen verbunden ist. Dies muss nicht sein und hängt wesentlich davon ab, ob das Fasten fachgerecht durchgeführt wird. Dennoch können solche Krisen auftreten und es gibt auch hier Hilfen aus dem Bereich der Heil- und Wildkräuter. Im Folgenden sind diese nach den beim Fasten angesprochenen Indikationsgruppen aufgeführt. Da die Wirkung stets individuell unterschiedlich ist, kommt es darauf an, dass jeder auch individuell experimentiert und durch Ausprobieren die für ihn richtige Auswahl trifft. Auf diese Weise sammelt man Erfahrung und kann sich auch im täglichen Leben durch den Einsatz der verschiedenen Kombinationen auf natürliche Weise helfen.

■ **Die Heilkräfte der Natur nutzen!** ■

Beschwerden und Störungen	Kräuter zur Auswahl
Blähungen	Anis, Fenchel, Kamille, Kalmus, Kümmel
niedriger Blutdruck	Ginseng, Ingwer, Schwarztee, Rosmarin, Wermut (nur als sehr leichter Tee), Mistel
hoher Blutdruck	Mistel (Kaltansatz), Brennnessel

Beschwerden und Störungen	Kräuter zur Auswahl
Anregung der Stoffwechsels („Blutreinigung")	Beerentraubenblätter, Birkenblätter, Brunnenkresse, Löwenzahn, Ringelblume, Spitzwegerich, Zinnkraut
Darmbeschwerden	Schafgarbe, Tausendgüldenkraut; auch Leinsamenschleim hilft hier
harnsäureausscheidend	Birkenblätter, Brennnessel, Brunnenkresse, Zinnkraut
Gurgelmittel bei Halsschmerzen	Angelikawurzel, Arnika, Kamille, Salbei (nur kurz ziehen lassen)
herzstärkend	Rosmarin, Weißdorn, Ginseng
hustenlindernd	Fenchel, Huflattich, Isländisch Moos, Spitzwegerich, Thymian
Kopfschmerzen	Enzianwurzel, Löwenzahn, Scharfgarbe, Tausendgüldenkraut, Wermut (alle nur schwach aufgießen); außerdem zum Einreiben von Schläfen und Nacken: ätherisches Eukalyptus- oder Pfefferminzöl
krampfstillend	Baldrian, Fenchel, Kamille, Kümmel, Melisse
Leber-/Gallebeschwerden	Brunnenkresse, Johanniskraut, Löwenzahn, Mariendistelsamen, Rosmarin, Schafgarbe, Tausendgüldenkraut, Wegwarte, Wermut
magenstärkend	Brunnenkresse, Enzian, Galgant, Kalmus, Kümmel, Koriander, Melisse, Pfefferminz, Schafgarbe, Tausendgüldenkraut, Wermut; außerdem Haferschleim, Leinsamenschleim oder Reisschleim

Bei der Herstellung der oben genannten, sehr gut wirkenden Schleime werden oft Fehler gemacht. Deshalb auf der folgenden Seite die Rezepte für ihre Herstellung.

■ **Leinsamen-schleim** 1 l kaltes Wasser mit 3 EL Leinsamen erhitzen bis zum schwachen Kochen, ca. 5 Minuten simmern lassen, den entstandenen Schleim noch in heißem Zustand abgießen. Eingenommen wird nur der Schleim, nicht die Körner.

■ **Haferschleim** 1 l kaltes Wasser und 4 EL Haferkörner oder grobe Haferflocken zusammen aufkochen und ca. 5 Minuten simmern lassen. Durch ein Sieb abgießen und wiederum nur den flüssigen Schleim ohne Haferkerne bzw. -flocken verwenden.

■ **Reisschleim** Herstellung siehe „Haferschleim".

Von diesen Schleimen werden bei vorliegenden Beschwerden täglich morgens, mittags und abends maximal eine halbe Tasse (ca. 100 ml) in Ruhe eingenommen. Besonders beim Leinsamenschleim ist es wichtig, die Körner nicht mitzuessen, denn Leinsamen enthält 40 % Fett – eine nicht zu vernachlässigende Energiemenge, die wir beim Fasten nicht einnehmen möchten. Zudem entstehen dadurch leicht Hungergefühle.

Natürlich können bei diesen Indikationen auch homöopathische Arzneimittel eingesetzt werden. Dies sollte aber immer nur unter Hinzuziehung eines fastenerfahrenen Arztes, Heilpraktikers oder eines gut ausgebildeten Fastenleiters gemacht werden. Dasselbe gilt auch für die Substitution von Mineralstoffen sowie für den Einsatz von Schüßler-Salzen, was bei bestimmten Symptomen gerade im Bereich des Säure-Basen-Gleichgewichts auch beim Fasten sinnvoll sein kann. Eine generelle vorbeugende Substitution beim Fasten empfehle ich nicht, weil wir uns damit den Vorteil verschenken, dass der Körper uns durch Symptome zeigt, wo auch im Alltag eventuell Mangellagen vorliegen, deren Symptome erst während des Fastens sichtbar werden.

■ Ernährungshinweise für den Neuanfang

„Gesundheit gibt es nicht im Handel, sondern nur durch Lebenswandel.“ *Pfarrer Sebastian Kneipp*

„Wer gesund alt werden will, muss früh damit anfangen.“ *Volksweisheit*

Einführung

Während einer Zeit des Fastens erkennen viele Menschen, dass sie die vielen positiven Erfahrungen, die sie dabei sammeln, nur dann mit in den Alltag nehmen können, wenn sie an ihren bisherigen Lebensgewohnheiten etwas ändern. Allerdings gibt es gerade im Hinblick auf die Ernährung wohl kaum ein Gebiet, auf dem so viele Bücher von der wissenschaftlichen Theorie bis hin zur Praxis im Haushalt geschrieben wurden, wie im Bereich der gesunden Lebensweise. Dies mag zum einen daran liegen, dass man in den letzten Jahrzehnten erkannt hat, dass unsere Ernährung mit über 65 % den größten Anteil an unserer Gesundheit, unserer Leistungsfähigkeit und damit unserer Lebensqualität hat. Zum anderen haben Essen und Trinken etwas mit Erleben und Genießen zu tun, mit sozialen Kontakten, mit Festen und Höhepunkten im täglichen Leben.

■ Unsere Gesundheit und unser Wohlbefinden hängen zu 65 % von der richtigen Ernährung ab. ■

Mit diesem Buch zum Balance-Fasten möchte ich jedem eine Hilfestellung geben, für sich Entscheidungen in Richtung einer für ihn individuell, gesundheitsfördernden, genussvollen Ernährung zu treffen. Wenn die Wissenschaft, wie oben erwähnt, erkannt hat, dass die Ursachen für die uns heute plagenden Zivilisationskrankheiten zu über 65 % im Bereich der Ernährung liegen, haben wir damit auch einen starken Hebel in der Hand, hier positive Veränderungen herbeizuführen. Das dazu notwendige Hintergrundwissen wird im Folgenden praxisnah auf Grundlage heutiger ernährungswissenschaftlicher Erkenntnisse unter Einbeziehung der Erfahrungsheilkunde vermittelt. Richtig durchgeführte Fastenzeiten können ganzheitliche Impulse für Veränderungen auf vielen Gebieten unserer Lebensplanung bieten, so auch bei unseren Ernährungsgewohnheiten.

Richtig essen

■ Es kommt nicht nur darauf an, was wir essen, sondern auch, wie wir essen! ■

Durch das heutige, hektische Berufsleben unter Zeitdruck ist die frühere und regelmäßige Mahlzeitenfolge größtenteils verlorengegangen. Es wird nicht mehr in Ruhe gefrühstückt und oftmals werden während der Arbeit (bei Kindern in der Schule), wenn Hungergefühle auftreten, irgendwelche Dinge, oft auch Süßigkeiten, nebenher verzehrt. In Großraumbüros hat man durch Beobachtungen mit Videokameras festgestellt, dass die dort arbeitenden Menschen im Schnitt alle fünf Minuten etwas in den Mund stecken. Damit werden alle Tagesrhythmen, die der Mensch benötigt, ausgeschaltet. Unser Körper strebt danach, sich im ganzheitlichen Sinne in Tagesrhythmen einzuordnen und dadurch seine Mitte und Ausgeglichenheit zu finden. Aufs Essen bezogen bedeutet das, dass wir möglichst zu gleichen Zeiten und in Ruhe, auf das Essen konzentriert, unsere Mahlzeiten zu uns nehmen; morgens, mittags und abends, eventuell ergänzt durch kleine Zwischenmahlzeiten. Wir sollten zusätzlich dazwischen genügend trinken, das bedeutet ca. 2 ½ l Flüssigkeit in Form von Wasser oder Tees, auch verdünnte Frucht- oder Gemüsesäfte kommen infrage.

Bei den Mahlzeiten selbst sollten wir uns in Ruhe auf diese konzentrieren und Dankbarkeit empfinden für das, was uns geboten wird – ohne Radio, Fernsehen, Telefon oder Zeitung (nach einer Infratest-Umfrage für die ARD-Sendung „So isst Deutschland" vom 29.10.2010 tun das nur noch 11 % der Deutschen). Allein diese Konzentration erhöht die Bekömmlichkeit unserer Nahrung wesentlich. Natürlich ist das Essen auch Ort der sozialen Begegnung in der Familie, unter Freunden usw. Dazu gehören Gespräche, aber keine Streit-gespräche. Und es ist durchaus ein sinnvoller Brauch, beim Essen immer mal wieder fünf Minuten zu schweigen.

Das Richtige essen

Eine Forschungs- und Arbeitsgruppe an der Universität Gießen unter der Leitung von Prof. Dr. Claus Leitzmann hat seit den 1980er-Jahren Zusammenhänge und Grundsätze erarbeitet, die sich im Bereich der Vollwert-Ernährung in den vergangenen Jahren bis heute bewährt haben.[36] Sie sind mit den verschiedenen Begriffen der Verträglichkeiten definiert. Da ich sie als Hintergrund für eigene Entscheidungen für wichtig halte, möchte ich sie hier stichwortartig erläutern.

■ Gesundheitsverträgliche Ernährung

Die Entwicklung, Leistungsfähigkeit und auch Ausbildung von Abwehrkräften werden entscheidend von der Gesundheitsverträglichkeit unserer Nahrung beeinflusst. Hieraus ergeben sich für die Vollwert-Ernährung folgende Empfehlungen:

▷ möglichst geringer Verarbeitungsgrad
▷ Bevorzugung von pflanzlichen Lebensmitteln, Milch und Milchprodukten
▷ Vermeidung von isolierten und raffinierten Produkten
▷ Vermeidung von Lebensmittelzusatzstoffen
▷ erhöhter Frischkostanteil (30–50 % der Nahrungsaufnahme)
▷ Empfehlungen zur Lebensmittelauswahl

Möglichst geringer Verarbeitungsgrad

„Lasst das Natürliche so natürlich wie möglich!" Dieses Zitat von Prof. Werner Kollath (1892–1970) hat im Bereich der Ernährungswissenschaft eine große Bedeutung erlangt. Bei naturbelassenen bzw. wenig verarbeiteten Lebensmitteln ist am ehesten gewährleistet, das noch alle für Gesundheit und Wohlbefinden des Menschen notwendigen Inhaltsstoffe vollständig enthalten und nicht durch Verarbeitungsmaßnahmen abgetrennt, vermindert oder zerstört sind (siehe Seite 137 f.). Bei der Verarbeitung von z. B. Naturreis zu Weißreis wird das Reiskorn geschält und poliert. Dadurch und durch das Entfernen des Keimlings verliert er für die Ernährung wichtige Ballaststoffe, Vitamine und Mineralstoffe. Dieses gilt genauso beim Übergang von Vollkornmehl zu Weißmehl, von Vollkornbrot zu

■ Je höher der Verarbeitungsgrad eines Lebensmittels, desto geringer sein Nährstoffgehalt. ■

Weißbrot etc. Beim Übergang von Vollkornmehl zu Weißmehl gehen 60–80 % aller für die Gesundheit wichtigen Inhaltsstoffe (Ballast-/Faserstoffe, Vitamine, Mineralstoffe, sekundäre Pflanzeninhaltsstoffe/Phytamine) verloren. Bei einer sonntäglichen Ausnahme fällt dies noch nicht ins Gewicht. Ist eine Ernährung mit industriell stark verarbeiteten Lebensmitteln aber Dauerzustand, so kommt unser Körper in eine Mangelsituation, was Krankheit zur Folge hat (siehe auch Seite 152).

Bevorzugung von pflanzlichen Lebensmitteln, Milch und Milchprodukten

■ Gicht, Rheuma, Herzinfarkt, Hirnschlag, Diabetes mellitus sind u. a. auf einen erhöhten Fleischkonsum zurückzuführen. ■

Die heutige Ernährung beinhaltet häufig einen zu hohen Anteil an Fleisch und Fleischprodukten. Der Konsum an solchen Lebensmitteln hat sich seit den 1950-er Jahren praktisch verdoppelt. Zahlreiche weltweit durchgeführte Langzeituntersuchungen[52, 56] mit Personen, die grundverschiedene Ernährungsgewohnheiten aufwiesen, haben gezeigt, dass Menschen mit hohem Konsum tierischer Produkte mit Abstand die meisten und ungünstigsten Risikofaktoren für die uns plagenden, sogenannten Zivilisationskrankheiten haben. Die deutsche Gesellschaft für Ernährung (DGE) und die Weltgesundheitsorganisation (WHO) empfehlen daher eine abwechslungsreiche, genussvolle Vollwert-Ernährung mit nur einem geringen Anteil von Fleisch und Fleischprodukten (ein- bis zweimal pro Woche, wie dies bis zur ersten Hälfte des 20. Jahrhunderts üblich war). Die folgenden Argumente verdeutlichen den Sinn dieser Empfehlung.

■ **Argument: Ballast-/Faserstoffe**

Fleisch und Fleischprodukte enthalten keine Ballast-/Faserstoffe. Diese sind nur in pflanzlichen Lebensmitteln aufzufinden. Sie haben wichtige Aufgaben in unserem Körper:
Sie erfordern ein intensiveres Kauen, was der besseren Verdauung und Bekömmlichkeit der Nahrung in den Folgeorganen Magen und Darm dienlich ist.
Sie bewirken ein rechtzeitiges Sättigungsgefühl, was ein natürlicher Schutz gegen Übergewicht ist.
Sie regen die Darmtätigkeit an und beugen damit Verdauungsstörungen vor.

Die biologische Wertigkeit von Eiweiß im Fleisch liegt je nach Sorte zwischen 80 und 90. Dieser Wert besagt, dass der menschliche Körper aus 100 g zugeführtem Nahrungseiweiß 80–90 g körpereigenes Eiweiß aufbauen kann. In den hoch entwickelten Ländern wird bereits doppelt so viel Eiweiß mit den damit verbundenen negativen Folgen verzehrt wie von der Weltgesundheitsorganisation (WHO) empfohlen. Die Eiweißmenge lässt sich leicht reduzieren, wenn das Eiweiß aus pflanzlichen Produkten zugeführt wird, da durch die dort enthaltenen Ballaststoffe eine frühere Sättigung erfolgt und weniger gegessen wird.

■ Argument: Eiweißdichte

Hier wird oft das Argument aufgeführt, dass die biologische Wertigkeit des pflanzlichen Eiweißes geringer sei als die in den Fleischprodukten. Dies trifft für die meisten pflanzlichen Nahrungsmittel auch zu, aber nicht generell für alle. So hat z. B. das Eiweiß in der Kartoffel eine biologische Wertigkeit von 98. Hinzu kommt, dass durch Kombinationen verschiedener Nahrungsmittel bei einer oder den verschiedenen Mahlzeiten an einem Tag sich die biologische Wertigkeit der dort zugeführten Eiweiße wesentlich erhöht. So steigt z. B. die biologische Wertigkeit des mit dem traditionell schwäbischen Gericht *„Linsen und Spätzle"* eingenommenen Eiweißes auf über 100 oder bei einem mit Milch angerichteten Weizengrießbrei auf über 120.

Die bei vielen Menschen vorhandene Angst vor Eiweißmangel bei einer Reduzierung der tierischen Produkte ist also auf jeden Fall unbegründet! Es ergeben sich im Gegenteil viele Vorteile für Gesundheit und Wohlbefinden.

Der heutige Fettverzehr in westlichen Ländern liegt etwa doppelt so hoch wie von den Ernährungsfachleuten empfohlen wird.[36] Jeder zweite bis dritte Bundesbürger hat Übergewicht – ein wesentlicher Risikofaktor für viele Zivilisationskrankheiten. Im Gegensatz zu den sichtbaren Fetten wie Butter, Öl und Margarine sind die im Fleisch und in Fleischprodukten enthaltenen Fette mit dem Auge kaum erkennbar. Sie werden daher als versteckte Fette bezeichnet und können eigentlich nur reduziert werden, wenn weniger Fleisch oder Fleischprodukte konsumiert werden.

■ Argument: versteckte Fette

■ Argument: gesättigte und ungesättigte Fette Fette bestehen aus einem Glyzerinbaustein, an den jeweils drei Fettsäuren angehängt sind. Diese Fettsäuren können gesättigt oder aber einfach oder mehrfach ungesättigt sein. Sie sind allesamt für den Körper lebensnotwendig. Da der Körper sie zum Teil nicht selbst herstellen kann, müssen sie mit der Nahrung zugeführt werden, sie sind also essenziell. Die mehrfach ungesättigten Fettsäuren sind bis auf wenige Ausnahmen (z. B. Fischöl) ausschließlich in pflanzlicher Nahrung enthalten. Ernährungswissenschaftler fordern, dass wir mit unseren aufgenommenen Fetten etwa ein Drittel gesättigte Fettsäuren, ein Drittel einfach ungesättigte Fettsäuren und ein Drittel mehrfach ungesättigte Fettsäuren zu uns nehmen. Die Praxis der heutigen Ernährungsgewohnheiten hat aber zur Folge, dass wir doppelt viel gesättigte Fettsäuren zu uns nehmen wie ungesättigte. Die Forderung der Wissenschaftler ist damit mehr als auf den Kopf gestellt. Der Grund hierfür liegt wiederum im häufigen Genuss tierischer Produkte. Denn diese enthalten ausschließlich gesättigte Fette und diese in deutlichen Mengen. Auch in vielen Süßigkeiten wie Pralinen, Schokolade, Kuchen usw. sind gesättigte Fette versteckt.

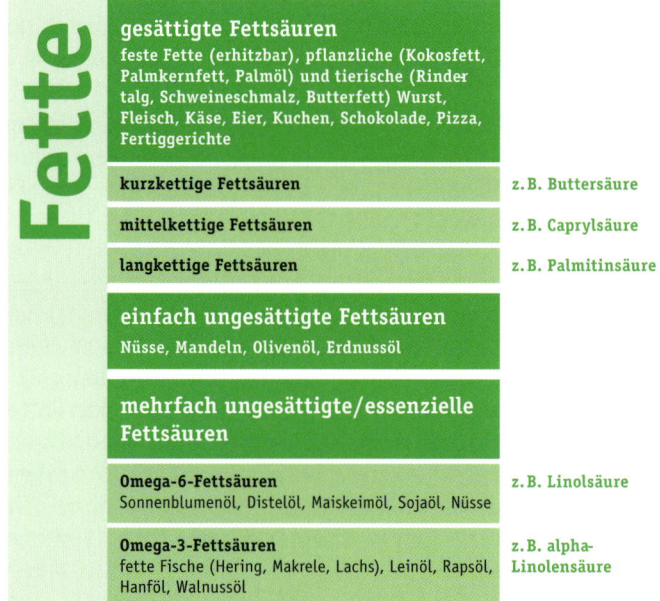

Fette

gesättigte Fettsäuren
feste Fette (erhitzbar), pflanzliche (Kokosfett, Palmkernfett, Palmöl) und tierische (Rindertalg, Schweineschmalz, Butterfett) Wurst, Fleisch, Käse, Eier, Kuchen, Schokolade, Pizza, Fertiggerichte

kurzkettige Fettsäuren	z. B. Buttersäure
mittelkettige Fettsäuren	z. B. Caprylsäure
langkettige Fettsäuren	z. B. Palmitinsäure

einfach ungesättigte Fettsäuren
Nüsse, Mandeln, Olivenöl, Erdnussöl

mehrfach ungesättigte/essenzielle Fettsäuren

Omega-6-Fettsäuren Sonnenblumenöl, Distelöl, Maiskeimöl, Sojaöl, Nüsse	z. B. Linolsäure
Omega-3-Fettsäuren fette Fische (Hering, Makrele, Lachs), Leinöl, Rapsöl, Hanföl, Walnussöl	z. B. alpha-Linolensäure

Cholesterin ist eine für den menschlichen Körper lebenswichtige Substanz, die er selbst in genügender Menge herstellt. Es muss also nicht mit der Nahrung zugeführt werden. Wird es dennoch zugeführt, kann der Körper es bis zu einer Menge von 300 mg/Tag kompensieren. Es kann aber auch dazu führen, dass der Cholesterinspiegel im Blut steigt, was das Infarktrisiko erhöht.

■ Argument: Cholesterin

Cholesterin kommt ausschließlich in tierischen Lebensmitteln vor. Jeder kann ganz einfach seine Werte günstig beeinflussen, wenn die Ernährung hauptsächlich aus pflanzlicher Nahrung beruht.

Harnsäure ist ein Abbauprodukt von Purinen, einer Begleitsubstanz von Eiweißen (Zellkerneiweiße, Nukleinsäuren). Die Harnsäure wird im Regelfall mit dem Blut zur Niere transportiert und mit dem Harn ausgeschieden.

■ Argument: Harnsäure

Fällt so viel Harnsäure an, dass diese nicht vollständig ausgeschieden werden kann, kristallisiert sie an Stellen aus, an denen das Blut langsam fließt (z. B. Gelenke). Schmerzhafte Entzündungen, Begleiterscheinungen des Krankheitsbilds Gicht, sind die Folge. Eine Ernährung mit tierischen Produkten enthält mehr Purine und liefert dem körperlichen Stoffwechsel mehr Harnsäure als eine, die rein pflanzlich zusammengestellt ist. Bei einer Ernährungsumstellung weg vom tierischen, hin in den pflanzlichen Bereich nimmt daher die Harnsäurebelastung für den Körper ab.

Viele Skandale bringen es immer wieder an den Tag: Fleisch und Fleischprodukte sind oftmals mit Stoffen belastet, die bei der Mast und Aufzucht der Tiere zur Wachstumssteuerung, zur Beruhigung vor dem Schlachten, gegen Seuchen usw. eingesetzt werden und von denen man weiß, dass sie unserem Organismus in keiner Weise zuträglich sind. Das besondere Problem besteht darin, dass sich diese Stoffe in der Fütterungskette der Tiere mehr und mehr konzentrieren, sodass die zulässigen Höchstwerte immer schneller erreicht bzw. sogar überschritten werden. Untersuchungen[62] haben ergeben, dass diese dann auch beim Menschen auftretenden Belastungen zu 90 % aus den tierischen Lebensmitteln stammen. Ganz besonders in den 1980-er Jahren bestand dieses Problem bei der

■ Argument: Rückstandsbelastung

Muttermilch. Sie war so hoch belastet, dass offiziell empfohlen wurde, nicht mehr oder maximal sechs Monate zu stillen. Damalige Studien[62] haben gezeigt, dass die Milch von Müttern, die seit früher Kindheit vegetarisch lebten, überhaupt nicht mit diesen Stoffen belastet war.

Wer seine Nahrungsauswahl zugunsten einer pflanzlicher Ernährung verändert, geht solchen Belastungen aus dem Weg.

■ Argument: Umweltbelastungen Die weitaus größten Mengen der Fleischproduktion stammen aus Großmastbetrieben, die in der Nähe der Küste in Holland und Norddeutschland angesiedelt sind. Ein Grund für die Küstennähe liegt darin, dass das dort gemästete Vieh importiertes Futter aus Entwicklungsländern bekommt. Über die Größenordnung dieser Betriebe kann man sich als Verbraucher kaum eine Vorstellung machen. Es gibt Mastbetriebe, die Einheiten mit bis zu 200 000 Tieren darstellen, wobei z.B. bei Schweinen für jedes ausgewachsene Tier laut EU-Vorschrift eine Fläche von einem Quadratmeter als Lebensfläche vorgesehen ist. Bei jungen Schweinen ist dieser Platzbedarf je nach **■ Ein hoher Konsum** Alter bis auf 0,2 Quadratmeter reduziert. Hinzu kommt, dass in **an tierischen** den meisten EU-Ländern diese Vorschriften noch nicht einmal **Produkten verursacht** eingehalten werden (in Deutschland und den Niederlanden im **nicht nur Umwelt-,** Jahr 2010 nur bei 12% der untersuchten Betriebe). Diese **sondern auch** Betriebe arbeiten fast vollautomatisch. Die Tiere werden mit **soziale Probleme** großen Mengen von Sojabohnen, Mais u.a. gefüttert, wobei **(Welthunger). ■** diese durch Monokulturen mit intensiven Düngergaben und hohem Einsatz von Spritzmitteln erzeugt werden. Diese Pflanzenschutzmittel erscheinen dann wiederum in den Ernteergebnissen und landen über das Fleisch der Tiere auf unserem Teller, selbst wenn sie hier in Deutschland schon längst verboten sind, in den Futteranbauländern aber noch eingesetzt werden. Es kommt hinzu, dass die dortigen landwirtschaftlichen Flächen auf Dauer verseucht und damit dem Ertragsanbau entzogen werden.

Für tierische Produkte benötigen wir sieben- bis zehnmal so viel Landfläche, wie wenn wir diese Fläche zur Herstellung von pflanzlicher Nahrung benutzten. Der Umweg über das Fleisch stellt also gewissermaßen eine Verschwendung dar, die wir uns weltweit betrachtet überhaupt nicht leisten können. Es ist den wenigsten Menschen bekannt, dass heute noch ca. 70 % der Erdbevölkerung praktisch ohne Verzehr von Fleisch und Fleischprodukten leben. Wenn wir die gesamte Erdbevölkerung umstellen wollten auf die in den hochzivilisierten Ländern seit 1950 entwickelte Ernährungsform, dann könnten wir nur noch 1,6 Milliarden Menschen ernähren, obwohl wir jetzt schon sieben Milliarden sind (Erkenntnisse des Club of Rome[16]). Daher muss ein Umdenken erfolgen, über das man den Satz stellen kann: Wir müssen anders leben, damit andere leben können.

■ **Argument: Energieverschwendung**

Vermeidung von isolierten und raffinierten Produkten

Isolierte Produkte sind Nahrungsmittel, die weitgehend oder vollständig von ihren natürlichen Begleitstoffen abgetrennt wurden, wie z. B. Zucker, Alkohol, Weißmehlprodukte. Wir finden sie in erster Linie im Bereich der Lebensmittel, die einen hohen Anteil an energieliefernden Kohlenhydraten enthalten. Der weiße Zucker z. B. besteht zu 100 % aus Kohlenhydraten! Bei den Fetten wird von raffinierten Produkten gesprochen. Auch hier werden den Fetten praktisch alle Begleitstoffe entzogen, was diese geschmacksneutraler und wesentlich haltbarer macht. Für die physiologische gesundheitsfördernde Wirkung dieser Nahrungsmittel im Körper sind aber gerade die entfernten Begleitstoffe besonders wichtig und wertvoll.

■ Vollwert-Ernährung bedeutet, möglichst naturbelassene Lebensmittel zu verwenden, um den Körper mit allen notwendigen Nahrungsinhaltsstoffen zu versorgen. ■

Vermeidung von Lebensmittelzusatzstoffen

Mit der zunehmenden industriellen Verarbeitung der Nahrung werden verstärkt Lebensmittelzusatzstoffe verwendet. Sie sollen die Produktion erleichtern und verbilligen und die Produkte konservieren und schönen.
Diese Lebensmittelzusatzstoffe benötigen eine Zulassung durch die staatlichen Behörden, die auf der Grundlage von Tierversuchen

und fragwürdiger Übertragung auf den Menschen erfolgt[t].
Vielen Verbrauchern ist nicht bewusst, dass in handelsüblicher

■ Zu den Lebens-mittelzusatzstoffen zählen Farbstoffe, Emulgatoren, Konser-vierungsstoffe, Bindemittel etc. ■

Wurst, in Fruchtjoghurt und sogar in Brot durchaus 40–80 solcher Zusatzstoffe zugelassen sind und leider nur mit Sammelbegriffen wie Fruchtzubereitung (bei Joghurt) oder Backhilfsmittel (beim Brot) deklariert werden. Hier ist durchaus ein Zusammenhang mit den in den letzten Jahrzehnten stark gestiegenen Allergieproblemen in der Bevölkerung zu sehen. Wegen derart möglicher gesundheitlicher Beeinträchtigung fordert die Vollwert-Ernährung, auf diese Zusatzstoffe zu verzichten.

Als Verbraucher können wir dies erreichen, indem wie uns entweder unsere Nahrung wieder selbst zubereiten oder beim Einkauf auf ökologisch kontrollierte (biologische) Ware achten, bei welcher der Einsatz solcher Zusatzstoffe generell nicht gestattet ist. Erfreulicherweise hat sich z. B. in Deutschland im Oktober 2010 auf Drängen der Verbraucherverbände das Bundesministerium für Verbraucherschutz dazu durchgerungen, ein Internetportal[u] zu eröffnen, in dem fehlerhafte oder für den Verbraucher missverständliche Deklarationen veröffentlicht werden.

Erhöhter Frischkostanteil

Etwa ein Drittel unserer Nahrung sollte aus Frischkost bestehen. Mit der Frischkost wird dem Körper naturbelassene oder nur gering verarbeitete Nahrung zugeführt, die reichhaltig an Ballast-/Faserstoffen, Vitaminen, Enzymen und Mineralstoffen ist. Nährstoffe wie Eiweiß, Fette und Kohlenhydrate sind dabei nicht durch Hitze verändert. Damit ist sichergestellt, dass dem Körper alle Nahrungsinhaltsstoffe, auch die sauerstoff- und hitzeempfindlichen, zur Verfügung stehen. Mit dem früher einsetzenden Sättigungsgefühl ist zudem eine geringere Energieaufnahme verbunden.

---

t   Mit dem umstrittenen LD50-Test werden Substanzen an Tieren auf ihre Giftigkeit geprüft (LD = letale/tödliche Dosis bei 50% der getesteten Tiere). Es gibt inzwischen Alternativen zu diesem Test, die jedoch auch auf Tierversuch basieren, bei denen aber weniger Tiere sterben.
u   www.bmelv.de/DE/Ernaehrung/Kennzeichnung/Spezifische-Regelungen/spezifische-regelungen_node.html

Es gibt zahlreiche Bücher, auch Kochbücher, die detailliert über eine sinnvolle Lebensmittelauswahl und deren Zubereitung informieren. An dieser Stelle sei daher nur eine kurze Übersicht zur Lebensmittelauswahl und zum Austausch von Lebensmitteln gegeben.

■ Empfehlungen zur Lebensmittel-auswahl

⊕ in der Ernährung betonen	⊖ in der Ernährung vermeiden
Vollkornprodukte	Auszugsmehlprodukte
Frischkost	Gemüsekonserven
Getreide, Milch, Milchprodukte, Hülsenfrüchte	Fleisch, Wurst, Eier
Kartoffeln	gebackene oder frittierte Kartoffeln
Naturreis	polierter Reis (Weißreis)
Frisches Obst	Zucker
eingeweichtes Trockenobst	Süßigkeiten aller Art
Mineral- oder reines Wasser, Kräuter- und Früchtetees	Softdrinks (Limonaden), Fruchtsaftgetränke
Gemüsesäfte, verdünnte Obstsäfte	Spirituosen, Wein, Bier

Es geht in der Vollwert-Ernährung nicht um Verbote, sondern um Empfehlungen, die ein gesünderes Leben ermöglichen.

■ Umweltverträgliche Ernährung

Es ist mittlerweile wissenschaftlich anerkannt,[21, 25, 49] dass die heute üblicherweise durchgeführte konventionelle Landwirtschaft ein großer belastender Faktor für unsere Umwelt ist. Hohe Düngergaben zur Ertragssteigerung und darauf folgender intensiver Einsatz von Schädlingsbekämpfungsmitteln gefährden die Umwelt und belasten unsere Nahrung durch Rückstände von Pestiziden, Tierarzneimitteln und Nitratbelastung im Trinkwasser.
Diese Fremdstoffe greifen massiv in das biologische Gleichgewicht ein und gefährden die Lebensgrundlage für Mensch

und Tier. Die Vollwert-Ernährung fordert daher eine möglichst umweltverträgliche Produktion unserer Lebensmittel. Hieraus hat sich in den letzten Jahrzehnten der kontrolliert-ökologische Anbau (kbA) entwickelt, dessen Ziel es ist, auf umweltschonende und energiesparende Weise gesunde, fremdstoffarme Lebensmittel zu erzeugen. Nur so können wir auf Dauer unsere Lebensgrundlagen nachhaltig erhalten. Als Verbraucher können wir diese lebensnotwendige Entwicklung unterstützen, wenn wir Produkte bevorzugen, die mit dem Zeichen für kontrolliert-ökologischen Anbau versehen sind. Die Übersicht zeigt eine Auswahl der heute geltenden, wichtigsten Zeichen für biologisch erzeugte Produkte:

■ Wichtige Biosiegel, die auf eine konsequent natürliche, giftstofffreie Anbau- und Aufzuchtart Wert legen. Das EU-Bio-Siegel sowie Bioverbände der Supermarktketten sind im Vergleich deutlich minderwertiger – aber besser als nichts. ■

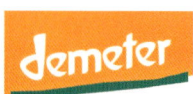
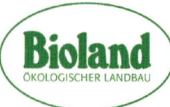
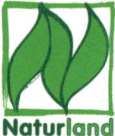
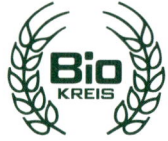

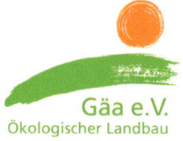
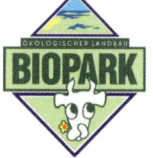
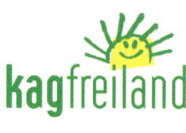

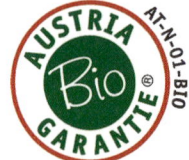
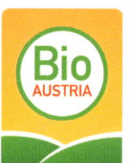
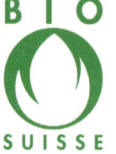

Ein Schritt in die richtige Richtung – dennoch „nur" der kleinste gemeinsame Nenner der EU-Staaten: das EU-Biosiegel.

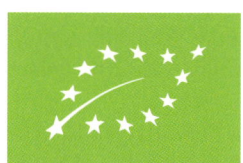
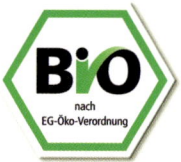

■ Sozialverträgliche Ernährung

Auch der sozialpolitische Aspekt unserer Nahrungsauswahl sollte mehr Beachtung finden. Der negative soziale Aspekt z. B. von Großmastbetrieben besteht in erster Linie darin, dass man diesen Drittländern kostbare Anbauflächen nimmt, auf denen pflanzliche Nahrungsmittel erzeugt werden könnten, mit denen man sieben- bis zehnmal so viele Menschen ernähren kann als über die Produktion von Nahrungsmitteln für die Fleischprodukte. Hinzu kommt die durch die Monokultur eingeführte Giftbelastung, unter der die Bevölkerung dieser Länder zu leiden hat. Bei all diesen Aktivitäten – wie auch beim Bananen- und Kaffeeanbau – gilt als Maßstab des Handelns leider nur die Ertragsmenge. Der Einsatz und die Entlohnung der dortigen Menschen werden auf einem Minimum gehalten.

Zusätzlich zur Nahrungsauswahl kann jeder Verbraucher gegensteuern, indem nur noch Produkte aus hiesiger regionaler Produktion oder auch Produkte aus der Initiative Fairtrade bevorzugt werden.

Rein rechnerisch könnte der Hunger auf der Welt beseitigt werden, wenn in den industrialisierten Ländern der Fleischkonsum um gerade mal 10 % gesenkt würde.[v]

■ Produkte aus Fairem Handel garantieren, dass die Menschen auch eine ihnen zustehende, angemessene Entlohnung erhalten. ■

■ Ökonomische Ernährung

Global gesehen gehören zu diesem Aspekt natürlich auch die riesigen Futtermittelimporte pflanzlicher Produkte für die Erzeugung tierischer Produkte hier im Land. Allein aus Entwicklungsländern werden 3,5 Millionen Tonnen an Sojaschrot, Maiskleber, Tapioka und Ölkuchen importiert. Diese Massen müssen aus Südamerika, Asien usw. mit dem Schiff hierher transportiert werden. In vielen dieser Entwicklungsländer herrscht Nahrungsmittelknappheit, die rasch beseitigt werden könnte, wenn ihr Land für den Anbau von heimischen

---

v   aus Rudolf H. Strahm: Warum sie so arm sind (1995, Peter Hammer Verlag), Seite 45–47.

Nahrungsmitteln verwendet würde. Stattdessen befördern wir unsererseits in diese Länder im Rahmen der Welthungerhilfe stark verarbeitete Produkte, die oft gar nicht den Ernährungsgewohnheiten dieser Länder entsprechen und dadurch bei vielen Menschen gesundheitliche Probleme hervorrufen.

Aber auch in unserem Land können wir dem ökonomischen Aspekt der Nahrungsauswahl mehr Gewicht geben. Es ist wirklich nicht sinnvoll, dass wir in Hamburg Milchprodukte aus dem Allgäu kaufen und umgekehrt im Allgäu Milchprodukte von den glücklichen Kühen des hohen Nordens angepriesen werden. Ähnlich sieht es mit dem Angebot von Äpfeln aus. Auch hier können wir die ökonomische Belastung verringern, indem wir uns mehr auf regionale Produkte konzentrieren, was auch der Wirtschaft in unserer nächsten Umgebung zugutekommt.

Ökologischer Fußabdruck

■ Klimabeeinflussende Faktoren zum persönlichen ökologischen Fußabdruck in Deutschland (Quelle Ernährung im Fokus, Ausgabe 7/2007) nach Treibhausgasausstoß in % ■

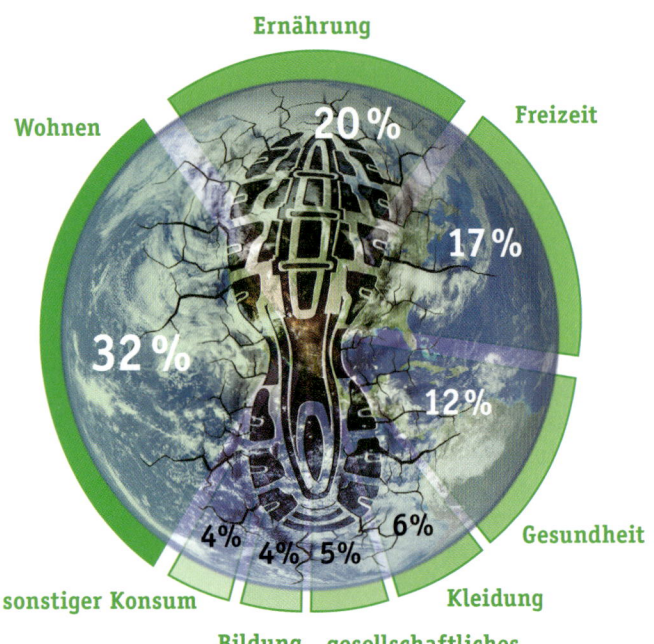

Menge und Auswahl unserer Nahrungsmittel

Die Menge und Auswahl unserer Nahrungsmittel hängt wesentlich von unserem gesamten **Energiebedarf** ab. Der Energieverbrauch eines jeden Menschen setzt sich aus dem sogenannten **Grundumsatz** und dem **Leistungsumsatz** zusammen, der von seiner mehr oder weniger umfangreichen körperlichen Tätigkeit beeinflusst wird. Dabei ist der Grundumsatz jener Energieverbrauch des Körpers, den er benötigt, wenn er sich in völliger körperlicher Ruhe, also entspannter Muskulatur nach Abklingen der Verdauungs- und Resorptionsvorgänge, das heißt ca. 12–14 Stunden nach der letzten Nahrungsaufnahme in einem Raum mit 20 °C Umgebungstemperatur 24 Stunden lang, ohne zu essen, aufhält. Um eine Größenvorstellung hiervon zu geben, kann die Berechnung nach folgender Formel erfolgen:

■ Im täglichen Leben erhöht sich der Grundumsatz bei Stress, Krankheit und bei Einnahme von Medikamenten. ■

Energieeinheit
1 kcal pro Stunde pro kg Körpergewicht multipliziert mit 24 Stunden. Die Energiemenge für eine Person mit 60 kg Körpergewicht ergibt somit 1440 kcal/Tag (1×60×24).

Die Erfahrung zeigt, dass der Grundumsatz bei normaler körperlicher Betätigung eines Menschen ungefähr zwei Drittel seines gesamten Energiebedarfs beträgt. Daraus ergibt sich für die oben erwähnte 60-kg-Person ein Gesamtenergiebedarf von 2160 kcal/Tag (1440÷2×3).
Dieses ist jedoch nur ein grober Anhaltspunkt, der bei vorhandenem Übergewicht herabgesetzt und bei vorhandenem Untergewicht erhöht werden muss. Bei der Frage, welches Gewicht individuell anzustreben ist, ergeben sich schon wieder große Diskussionen. Als Maßstab hat sich heute der sogenannte **Body-Mass-Index** (BMI) durchgesetzt, der folgendermaßen definiert ist:

BMI = Kilogramm Körpergewicht ÷ (Körpergröße in Meter × Körpergröße in Meter)

Die BMI-Werte sind alters- und geschlechtsabhängig, was wir hier aber der Einfachheit wegen vernachlässigen. Als Zuordnung ergibt sich dann:

BMI-Wert < 18: untergewichtig
BMI-Wert = 18–24,9: normalgewichtig
BMI-Wert = 25–29,9: leicht übergewichtig
BMI-Wert > 30: krankhaftes Übergewicht (Adipositas)

■ Die früher verwendete Definition des Idealgewichts ist dem heutigen, sogenannten Wohlfühlgewicht gewichen, das innerhalb der Grenzen des Normalgewichts liegen sollte. ■

Die oben als Beispiel angeführte 60-kg-Person besitzt mit einer Körpergröße von 1,65 Meter einen BMI-Wert von 22,0. Das bedeutet, sie ist normalgewichtig. Neueste Entwicklungen in der Ernährungswissenschaft und der Symptombeurteilung nehmen Bezug auf den Bauchumfang, der bei Männern $\leqq$ 94 und bei Frauen $\leqq$ 80 sein sollte. Aber wir rechnen noch ein bisschen weiter, denn noch wissen wir nicht, wie viel unsere 1,65 Meter große und 60 kg wiegende Person nun tatsächlich essen soll, vor allem *was* sie essen soll. Es wäre Unsinn, wenn sie die erforderlichen Kilokalorien ausschließlich in Form von Kohlenhydraten oder in Form von Fett zuführt, weil der Körper auf eine sinnvolle Verteilung der Hauptnahrungsinhaltsstoffe Kohlenhydrate, Fette und Eiweiß angewiesen ist und er zusätzlich noch Vitamine, Mineralstoffe und lebenswichtige sekundäre Pflanzeninhaltsstoffe benötigt. Die Versorgung ist umso besser garantiert, je vollwertiger unsere Nahrungszufuhr ist. Die Ernährungswissenschaft hat einen sogenannten Energiekreis entwickelt,[22] der Auskunft darüber gibt, welche Anteile von Energie von den verschiedenen Nahrungsinhaltsstoffen geliefert werden sollten. Um die Rechenspiele abzukürzen, ist noch kurz angegeben, wie viele Kohlenhydrate, Fett und Eiweiß pro kg Körpergewicht pro Tag zugeführt werden sollten:

Bei einer 60-kg-Person mit einer Körpergröße von 1,65 Meter
Kohlenhydrate: 5,5 g pro kg Körpergewicht $\triangleq$ 330 g/Tag
Fett: 0,9–1,0 g pro kg Körpergewicht $\triangleq$ ca. 60 g/Tag
Eiweiß: 0,8 g pro kg Körpergewicht $\triangleq$ ca. 50 g/Tag

Die individuellen Daten können von diesen Werten nach oben oder unten mehr oder weniger abweichen. Falls Sie Ihre Daten einschließlich der dazu sinnvollen Empfehlungen erhalten wollen, empfehle ich, einen zertifizierten Ernährungsberater oder Fastenleiter zu fragen.

Im Grunde können Sie aus den bisher vorliegenden Informationen letztendlich immer noch nicht entscheiden, was Sie in welchen Mengen bei Ihren Mahlzeiten zu sich nehmen. Dies hat auch der Begründer der Vollwert-Ernährung Prof. Werner Kollath (1892–1970) erkannt und daher die sogenannte Kollathsche Tabelle entwickelt. Sie geht davon aus, dass wir als Laie gar nicht wissen, welche Mengen Eiweiß, Kohlenhydrate oder Fett z. B. in einem mit Käse belegten Brötchen enthalten sind. Er hat festgestellt, dass die Berechnung von Kalorien und den Anteilen der verschiedenen Nahrungsinhaltsstoffe umso weniger notwendig ist, je mehr wir uns bemühen, vollwertige Nahrungsmittel zu uns zu nehmen. Daher hat er in seiner Tabelle aufgezeichnet, welche Nahrungsmittel bzw. Nahrungsmittelgruppen besonders empfehlenswert sind, welche empfehlenswert, welche weniger empfehlenswert und welche gar nicht empfehlenswert sind. Um es am **Beispiel der Milch** zu veranschaulichen:

Sehr empfehlenswert: die im Handel erhältliche rohe Vorzugsmilch, Rohmilch frisch vom Bauernhof (Vorsicht: eventuelle Keimbelastung)
Empfehlenswert: die pasteurisierte Frischmilch
Weniger empfehlenswert: die hocherhitzte H-Milch
Nicht empfehlenswert: Milchpulver

Die Kollathsche Tabelle wurde vom Verband für Unabhängige Gesundheitsberatung (UGB) und der Verbraucherzentrale Nordrhein-Westfahlen farbig (von grün = sehr empfehlenswert bis rot = nicht empfehlenswert) dargestellt. Ich kann zur Anschaffung ganz besonders raten, wenn noch Kinder im Haus sind. Wir hatten es in unserem Haushalt so gehalten, dass wenn Kinder besondere Wünsche äußerten, sie zunächst einmal nachschauten, in welchem Farbbereich sie sich damit befanden. Es war nichts verboten, aber je röter der Farbbereich war, aus dem sie etwas ausgesucht hatten, desto seltener wurde dieser Wunsch erfüllt, womit auch eine ungezwungene Verhaltenseinübung stattfand, die nachhaltig erhalten blieb.

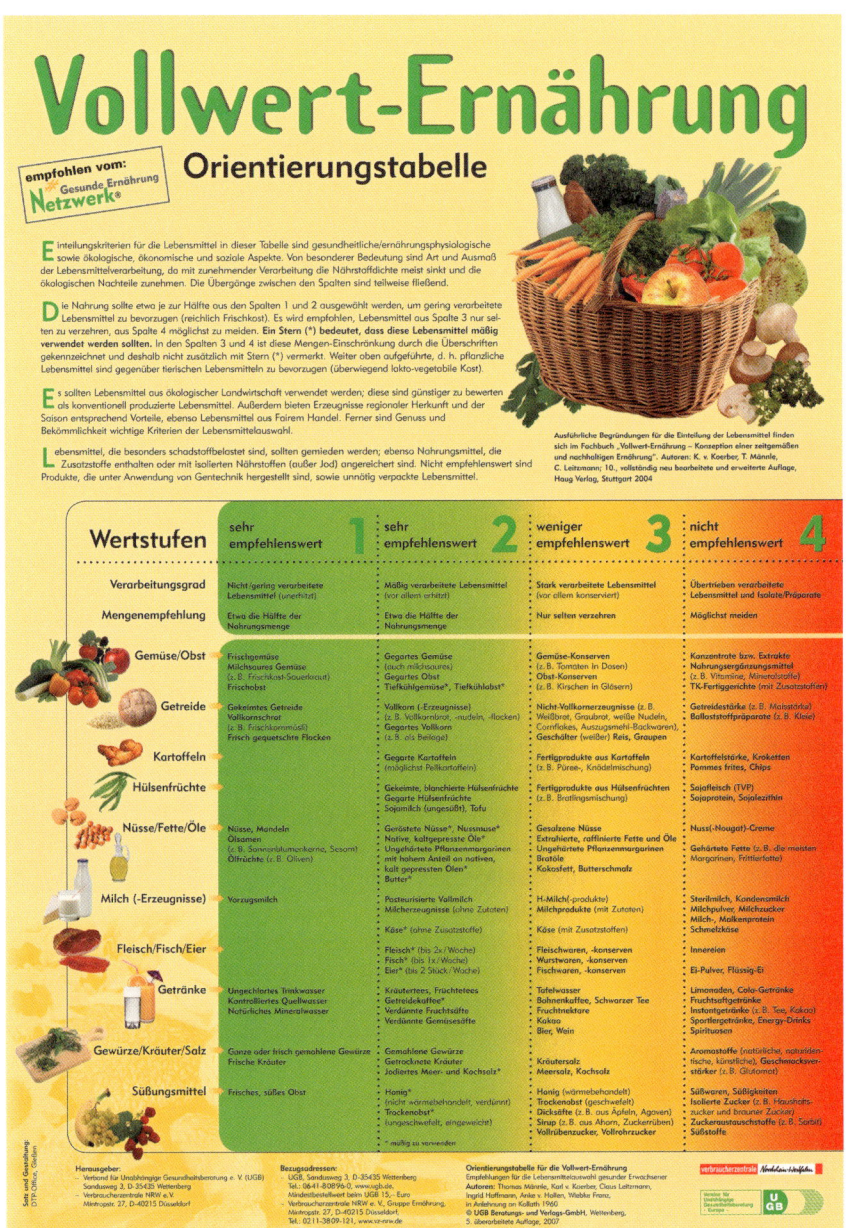

Die Kollathsche Tabelle – die Auswahl der richtigen und empfehlenswerten Lebensmittel auf einen Blick (erhältlich über www.ugb.de gegen Rechnung).

Die Qualität unserer Lebensmittel

Hier haben wir als Verbraucher durch unsere Auswahl die umfassendste Möglichkeit, Einfluss darauf zu nehmen, was wir mit unserer Nahrung an gesundheitsfördernden Inhaltsstoffen auf der einen Seite aufnehmen und was wir an uns belastenden Stoffen auf der anderen Seite vermeiden. Es ist eine Frage der Selbstverantwortung, wie wir mit den heute vorliegenden Fakten umgehen.

■ Plädoyer für einen kontrolliert ökologischen Anbau

Es ist bekannt, dass der konventionelle intensive Anbau in seiner ganzen Breite nicht ohne den Einsatz von verschiedensten Spritzmitteln auskommt. Fest steht, dass allein in Deutschland im Jahr 2010 31 485 Tonnen Wirkstoffe eingesetzt wurden.[w] Ein Getreide- oder Rapsfeld wird pro Jahr bis zu 15-mal gespritzt. Natürlich gibt es genaue Vorschriften und die Ernte wird von staatlichen Kontrollstellen überwacht, da sich diese Spritzmittel auch im Ernteergebnis wiederfinden. Studien des PAN zeigten, dass nur 56 % der einheimischen Ware keine Rückstände aufweisen. Belastungen bis zum zugelassenen Grenzwert (Höchstmengenverordnung) finden sich in 39 % der Waren, bei 5 % werden diese Werte sogar überschritten. Bei aus dem Ausland importierter Ware sieht diese Bilanz noch schlechter aus: Bei über 12 % der Waren sind Rückstände über dem Grenzwert und bei über 51 % bis zum erlaubten Grenzwert nachweisbar. Ein Grund mehr, beim Einkauf regionale Waren zu bevorzugen.

> ■ kbA – damit in unseren Lebensmitteln auch nur das drin ist, was hineingehört. ■

Landwirtschaftliche Betriebe und Gärtnereien, die nach dem Prinzipien des kontrolliert ökologischen Anbaus arbeiten, dürfen diese Pestizide nicht einsetzen. Auch hier werden von staatlichen Stellen Kontrollen durchgeführt, was bedeutet: Werden in solchen Produkten Rückstände von Pestiziden ge-

---

w Laut mündlicher Auskunft von Carina Weber vom Pestizid Aktions-Netzwerk e.V., Hamburg. Die gesamte Inlandsabgabe an Pflanzenschutzmitteln (dazu zählen alle in der Landwirtschaft und im Garten eingesetzten Fungizide, Herbizide, Wachstumsförderstoffe etc.) in Deutschland betrug im Jahr 2010 94 063 Tonnen. Weiterführende Informationen zum Thema finden Sie auf der Internetseite des Netzwerks www.pan-germany.org.

funden, darf diese Ware nicht als kontrolliert ökologische Ware angeboten werden, sondern wird in den üblichen konventionellen Markt abgegeben. Die Nachweisgrenzen von belastenden Stoffen in unseren Nahrungsmitteln sind durch die Weiterentwicklung und Verfeinerung der Messmethoden immer weiter gesunken, sodass im Gegensatz zu früher der Wert Null (NN = nicht nachweisbar) nicht mehr erreicht werden kann. Man hat sich daher darauf geeinigt, dass die Nachweisgrenze bei kontrolliert ökologischer Ware höchstens 1/10 der staatlich zugelassenen Grenzwerte betragen darf.

Die Verbreitung von Produkten aus biologischem Anbau (siehe auch Seite 139 f.) hat durch die in den letzten Jahren steigende Nachfrage erfreulich zugenommen. Man findet sie nicht wie früher nur in Reformhäusern und Bioläden, sondern inzwischen auch in Supermärkten und fast auf jedem Wochenmarkt.

■ Abnahme von Inhaltsstoffen bei konventionell angebautem Obst und Gemüse

■ Intensive, konventionelle Landwirtschaft bedeutet zwar höhere Erträge, begünstigt aber die Abnahme wichtiger Inhaltsstoffe. ■

Eine in den 1990er-Jahren vom Institut für Umweltmedizin Rostock durchgeführte Untersuchung brachte noch andere interessante Zusammenhänge zutage. Ein Vergleich verschiedener Inhaltsstoffe in Obst und Gemüse im Jahr 1996 verglichen mit den Gehalten im Jahr 1985 zeigte nämlich, dass diese Gehalte zum Teil wesentlich zurückgegangen sind (siehe folgende Grafik). Die Ursache hierfür liegt einerseits in der Auslaugung der Böden und Verringerung der Vielfalt von Mikroorganismen bis hin zu Kleintieren im Boden durch die leicht löslichen chemischen Düngergaben. Andererseits ist dies durch die Tatsache begründet, dass durch die intensive Düngung der Pflanzen diese schneller wachsen und mehr Wasser einlagern. Dies ergibt zwar höhere Ernteerträge, aber damit auch eine Verringerung der Inhaltsstoffe bezogen auf die Vergleichsmenge von jeweils 100 g.[49] Interessant dabei ist, dass dieses Phänomen bei kontrolliert ökologisch angebauten (im Volksmund biologischer) Waren nicht auftrat. Wenn wir erreichen wollen, dass wir mit unserer Nahrung genügend dieser lebensnotwendigen Stoffe wie Vitamine, Mineralstoffe, sekundäre Pflanzeninhaltsstoffe etc. aufnehmen, lohnt sich der Einkauf von kbA-Waren.

Rückgang der prozentualen Werte ausgesuchter Inhaltsstoffe von konventionell angebauten Lebensmitteln innerhalb von zehn Jahren

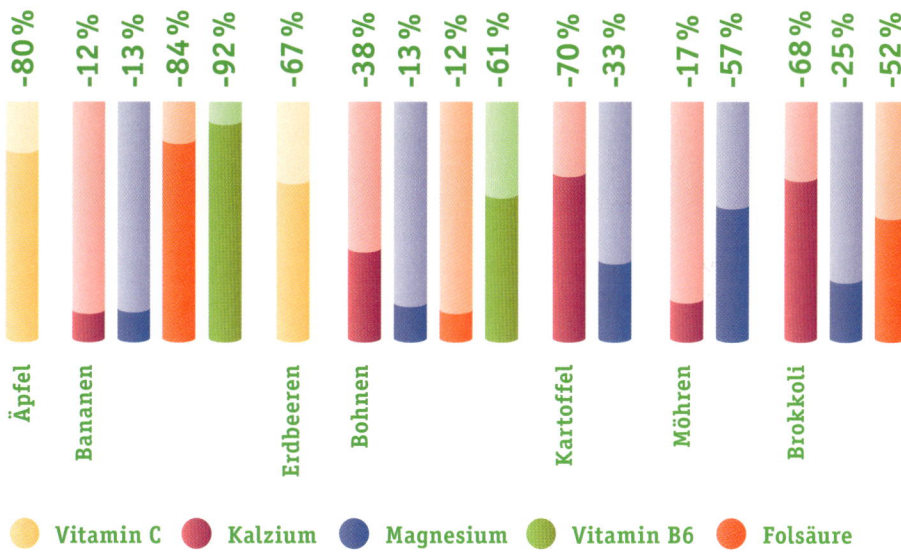

■ **Das Ganze ist mehr als die Summe seiner Teile**

In der Abbildung auf der folgenden Seite sehen wir drei leckere zum Genuss einladende Äpfel, daneben ein Glas mit dem aus den drei Äpfeln hergestellten etwa 200 ml Apfelsaft und schließlich noch ein Schälchen, in dem sich ca. vier Esslöffel auch aus diesen Äpfeln hergestelltes Apfelmus befinden.

Worin besteht der Unterschied, wenn wir diese drei Nahrungsmittel verzehren? Beim Essen der drei Äpfel, was immerhin mindestens 15 Minuten Zeit benötigt, nehmen wir alles auf, was in ihnen von Natur aus enthalten ist. Dies sind: Wasser, natürlicher Zucker, Fruchtsäuren, Mineralstoffe, Vitamine, Enzyme, ein breites Spektrum an sekundären Pflanzeninhaltsstoffen und, nicht zu vergessen, die Pektine und weitere Ballast-/Faserstoffe.

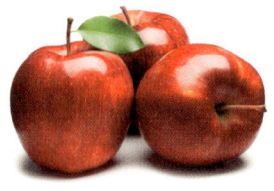

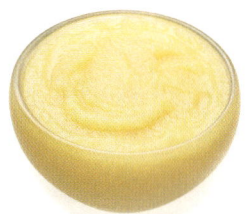

Im Apfelsaft fehlen die Ballaststoffe und wir finden in erster Linie: Wasser, Zucker, einen Teil der Fruchtsäuren, wasserlösliche Vitamine und Mineralstoffe. Im Grunde ist der Apfelsaft ein Konzentrat aus – wenn auch natürlichem – Zucker.

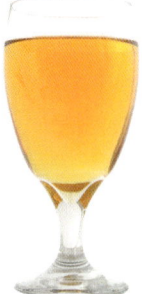

Auch im Apfelmus finden wir nur einen Teil der Inhaltsstoffe der Äpfel wieder, da empfindliche Substanzen durch Sauerstoff-, Licht- und Hitzeeinwirkung zerstört wurden. Zudem kann durch die zerkleinerte Struktur des Apfelmuses eine größere Menge in kurzer Zeit verzehrt werden, was wiederum eine konzentrierte Energieaufnahme bedeutet.

Das heißt in keiner Weise, dass Apfelsaft oder Apfelmus wertlose Lebensmittel sind. Natürlich ist es zu begrüßen, wenn wir einen naturreinen Apfelsaft, am besten noch mit Wasser verdünnt, anderen Getränken wie den diversen Softdrinks vorziehen. Es ist jedoch gut, wenn wir uns bewusst sind, dass es nicht sinnvoll ist, Äpfel **nur** in Form von Apfelsaft oder **nur** in Form von Apfelmus zu verzehren. Dieser Gedankengang gilt im Prinzip für alle Lebensmittel.

■ Getreide und Getreideerzeugnisse

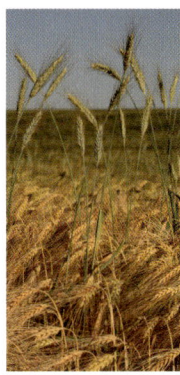

Getreide ist seit Urzeiten und auch heute noch in den meisten Regionen der Erde **das** Grundnahrungsmittel. Nur in den Industrienationen hat es in den letzten 200 Jahren an Bedeutung verloren. Die Vollwert-Ernährung legt Wert darauf, ihm wieder den gebührenden Platz einzuräumen – sowohl was Menge als auch was Qualität angeht.

Die verschiedenen Getreide sind Lebensmittel, die ein breites Spektrum an lebenswichtigen Inhaltsstoffen bieten. Sie waren und sind Motor für die Entwicklung der Menschheit und bilden auch heute noch für den größten Teil der Weltbevölkerung die wichtigste Nahrungsgrundlage.

> *Getreide sind wichtige Lieferanten von:*
> ▷ Kohlenhydraten   ▷ Eiweiß (Proteinen)
> ▷ Mineralstoffen   ▷ Vitaminen
> ▷ sekundären Pflanzeninhaltsstoffen
> ▷ Ballast-/Faserstoffen

Bis auf Kalzium und Vitamin C (nur wenig) enthalten sie praktisch alle lebenswichtigen Nährstoffe. Hierbei ist bedeutsam, dass diese Nährstoffe nicht gleichmäßig im ganzen Getreidekorn verteilt sind. Ballaststoffe, Vitamine und Mineralstoffe konzentrieren sich besonders in den Randschichten. Der Mehlkörper besteht in der Hauptsache aus Kohlenhydraten und Eiweiß. Der Getreidekeim enthält das hochwertige Keimöl, fettlösliche Vitamine (vor allem Vitamin E/Tocopherole) und hochwertiges Eiweiß.

Die Mehltypen

In Handel befinden sich in erster Linie Auszugsmehle, bei denen ein mehr oder weniger großer Anteil der Randschichten des Korns und auch der Keim abgetrennt und beseitigt sind. Mit fortschreitender Abtrennung dieser Randschichten nimmt besonders der Mineralgehalt in dem produzierten Mehl ab. Für den Verbraucher ergibt sich ein Maßstab für die dadurch aufgetretenen Verluste in Form der angegebenen Typenzahlen[x] des Mehls. Das bedeutet z. B. bei Weizenmehl: In der Mehltype 405 sind noch 405 mg Mineralstoffe pro 100 g Mehl (bezogen auf die Trockensubstanz). In der Mehltype 1700 sind 1700 mg Mineralstoffe pro 100 g Mehl (bezogen auf die Trockensubstanz). Je höher also die Typenzahl ist, umso ernährungsphysiologisch wertvoller ist dieses Mehl. Diese Zusammenhänge gelten für alle aus solchen Mehlen hergestellten Getreideprodukten wie Brote, Kuchen, Teigwaren usw.

■ Je höher die Typenzahl des Mehls ist, umso höher ist der noch verbliebene Mineralstoffgehalt darin. ■

Übrigens: Das, was z. B. an einem Weizenweißmehl Type 405 fehlt, bekommen Schweine als Futter, wodurch diese sehr gut mit Mineralstoffen, Vitaminen usw. versorgt werden ...

---

x Die Typenzahl definiert auf dem deutschen Markt den Mineralstoffgehalt in 100 g Mehl.

Nährstoffverluste im Mehl

Bei Herstellung eines Weizenmehls Type 405 gehen
verloren:[36, 58]

Vitamin B_1	86 %	Vitamin B_2	69 %
Vitamin E	56 %	Kalium	77 %
Eisen	84 %	Magnesium	52 %

Wer nur ab und zu Kuchen, Brot oder eine Brezel aus Weißmehl genießt, kann den Einfluss auf seine Ernährungssituation vernachlässigen. Wenn wir uns aber nur von solchen Produkten ernähren, dann tritt mit der Zeit eine Mangelsituation in unserem Körper auf, die sich durch Symptome bis hin zu Krankheiten bemerkbar macht. Eklatant ist dies bei den 86 % Verlust an Vitamin B_1 und auch beim Eisen, womit die weit verbreitete Mangelsituation dieser Inhaltsstoffe bei der Bevölkerung zu erklären ist.

Vitamin B_1 wird zur Verstoffwechselung von Kohlenhydraten, in diesem Fall Getreidestärke, benötigt. Das Vollgetreideprodukt liefert Vitamin B_1 in einer Menge, die ausreicht, um die reichlich angebotenen Kohlenhydrate zu verstoffwechseln. Der Kohlenhydratanteil in Weißbrot ist bezogen auf die gleiche Menge von 100 g noch höher als der in Vollkornbrot. Das bedeutet, dass wir zur Verstoffwechslung einer Scheibe Weißbrot mehr Vitamin B_1 benötigen als bei einer Scheibe Vollkornbrot. Da aber wesentlich weniger mitgeliefert wird, kommen wir unweigerlich in einen Vitamin-B_1-Mangel. Dieselben Überlegungen gelten natürlich auch für den Mineralstoff Eisen (siehe auch Seite 154: „Mangel heißt nicht immer Zufuhrmangel").

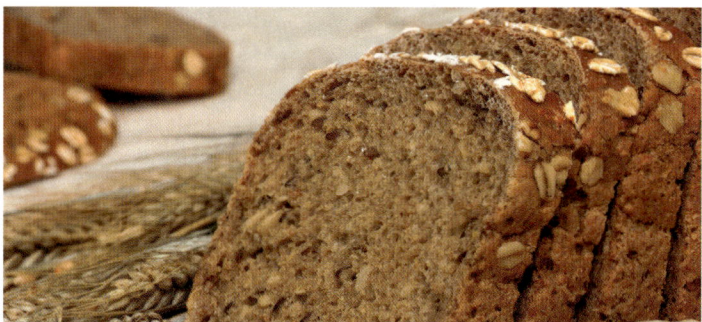

„Unser täglich Brot"

Brot zählt seit vielen Jahrhunderten zu unseren Grundnah-
rungsmitteln und steht deshalb für viele als Sinnbild für die
Nahrung generell. Brot wird erhofft, für Brot wird gebetet, für
Brot wird gedankt.

Zur Herstellung von Brot benötigt man nur vier Zutaten:
▷ Mehl
▷ Triebmittel (Hefe und/oder Sauerteig)
▷ Wasser
▷ Salz und eventuell noch Brotgewürze

Allein in Deutschland werden über 300 verschiedene Brotsorten
angeboten.[58] Diese Vielzahl wird ermöglicht durch die Verwendung verschiedenster Zusatzstoffe, in diesem Fall Backhilfsmittel genannt, die den Brotbäckern die Herstellung erleichtern und das Brot zur genormten Fließbandware machen.
Die traditionelle Art des Brotbackens ist zeitaufwendig und erfordert viel Erfahrung und Fingerspitzengefühl. Selbst herge-
stellter Natursauerteig bringt das gewünschte Backergebnis
nur, wenn er bei entsprechender Temperatur und bestimmtem
Feuchtigkeitsgehalt „geführt" wird. Er braucht außerdem Zeit
zum Reifen. Die zeitsparende und kostengünstigere Lösung:
Fertigsauerteig. Doch damit beginnt der Reigen der Zusätze: Es
kommen Stabilisatoren, Vitamine, Emulgatoren, Verdickungs-
mittel, Enzyme, Eiweiße, Fette usw. hinzu, die – wo notwendig
– mit dem Sammelbegriff Backhilfsmittel deklariert werden.
Auf diese Weise lässt sich Brot in großen Mengen in Brotfabriken,
in denen die Zutaten ferngesteuert gemischt und die Teige
vollautomatisch geknetet und geformt werden – und während
ihrer gesamten Herstellung mit keiner menschlichen Hand
mehr in Berührung kommen –, billig herstellen. Selbst Bäcker
vor Ort wissen oft nicht, was sie alles in ihren Brotteig einkneten. Der Backmittelhersteller liefert im Verbund mit den Mühlen
Fertigmehle für die gewünschten Brote oder Brötchen.
Zugespitzt formuliert heißt das, dass man keine Bäckerlehre
mehr braucht, und wer Bäcker werden will, muss nur zwei
Voraussetzungen erfüllen: Er muss zwischen drei und vier Uhr
nachts aufstehen und Tüten aufreißen können.

■ Kaum ein
Verbraucher weiß,
was sich hinter
dem Begriff der
sogenannten Back-
hilfsmittel alles
verbirgt. ■

Was die Deklaration betrifft, so ist vom Gesetzgeber vorgegeben, dass für offen verkauftes Brot keine Deklarationspflicht besteht. Bei verpacktem Brot ist die Deklarationspflicht erfüllt, wenn das Wort „Backhilfsmittel" bei den Zutaten aufgeführt ist.

Für die Brotherstellung zugelassen sind ca. 80 Zusatzstoffe. In einem speziellen Brot sind etwa 20 dieser 80 zugelassenen Stoffe verarbeitet und da wir immer wieder die Brotsorte wechseln, erreicht uns damit ein großer Teil der Backhilfsmittel. Hier ist durchaus die Frage berechtigt, ob nicht das ständig wachsende Allergiegeschehen auch hier seine Ursache findet. Als Verbraucher können wir uns klar entscheiden und nur noch in einer Bäckerei kaufen, bei der man sicher sein kann, dass sie auf alle diese Zusätze verzichtet und das Brot tatsächlich nur mit den vier Grundzutaten mit handwerklichem Können hergestellt. In Bioläden und Reformhäusern werden nur Brote angeboten, die ohne Backhilfsmittel hergestellt sind. Das bestimmen die Qualitätsanforderungen, die sich diese Branchen selber stellen. Oder Sie backen in Zukunft Ihr Brot selbst!

Nachdenklich stimmt, dass zur Herstellung eines Vollkornbrots der zehnprozentige Zusatz von helleren Mehltypen und/oder Altbrot gesetzlich erlaubt ist. Ein Vollkornbrot muss also nicht aus 100 % Vollkorn bestehen, sondern nur zu 90 %. Bei Brötchen reichen sogar 30 % für die Deklaration „Vollkornbrötchen".

■ Auch wenn „Vollkorn" draufsteht, muss die Backware nicht zu 100 % aus vollem Korn bestehen. ■

■ Mangel heißt nicht immer Zufuhrmangel

Beim Auftreten bestimmter Krankheitssymptome wird oftmals an den Mangel eines Stoffes gedacht, der mit diesem Krankheitsbild eine besondere Verbindung hat. Die Blutuntersuchung zeigt im Untersuchungsergebnis durch den Vergleich mit den normal erforderlichen Werten, ob eine Unterversorgung vorliegt. Präparate sollen dann dieses Defizit ausgleichen (Substitution). Statt Nahrungsergänzungspräparate zu sich zu nehmen, kann man aber auch seine Ernährung so umstellen oder ergänzen, dass mit der Nahrung mehr Anteile dieses Stoffes aufgenommen werden.

Dass es jedoch leider nicht ganz so einfach ist, soll am Beispiel des weit verbreiteten Eisenmangels erläutert werden: Der Eisenbedarf pro Tag ist bei Männern und Frauen unterschiedlich und beträgt etwa 1 mg/Tag bei Männern und 1,5 mg/Tag bei Frauen. Da die Bioverfügbarkeit des mit der Nahrung zugeführten Eisens nur etwa 10% beträgt und außerdem stark abhängig ist von den Lebens- und Ernährungsgewohnheiten, ergibt sich durch den hohen Sicherheitsaufschlag eine von der deutschen Gesellschaft für Ernährung (DGE) empfohlene tägliche Zufuhr von 12 mg bei Männern und 15 mg bei Frauen. Schwangeren wird eine Eisenaufnahme von 30 mg/Tag und Stillenden werden 20 mg/Tag empfohlen, um die durch die Schwangerschaft und Geburt bedingten Eisenverluste auszugleichen.

■ Die Bioverfügbarkeit der mit der Nahrung zugeführten, verwertbaren Inhaltsstoffe hängt von den Lebens- und Ernährungsgewohnheiten jedes Einzelnen ab. ■

Wird nun Eisenmangel bei einem Patienten festgestellt, so ist der übliche Weg die Verschreibung von Präparaten, welche die Zufuhr von Eisen erhöhen. Auf der einen Seite machen diese oft Probleme im Magen-Darm-Bereich (die dann durch zusätzliche Medikamente kompensiert werden) und auf der anderen Seite zeigt sich oftmals, dass diese zusätzliche Zufuhr von Eisen kaum Erfolg bringt. In solchen Fällen sollte eine Ernährungsbilanzierung durchgeführt werden. Dabei schreiben die Klienten entsprechend eines vorgegebenen Protokolls eine Woche lang alles auf, was sie an Nahrung zu sich nehmen. Wichtig ist dabei, dass sie wirklich **alles** aufschreiben, was sie in dieser Zeit in den Mund stecken, also auch alle Naschereien und kleinen Snacks. Ebenso wichtig ist es, dass sie während dieser Zeit **nichts** an ihren normalen Essgewohnheiten ändern, weil dies sonst die späteren Ergebnisse verfälschen könnte. Es soll aber gerade die normale Ernährungslage überprüft werden. Dieses Ernährungsprotokoll wird dann durch ein Computerprogramm ausgewertet, sodass eine übersichtliche Bilanzierung der in dieser Woche zugeführten Nahrungsinhaltsstoffe vorliegt. Interessant ist, dass sich in den meisten Fällen herausstellt, dass die offiziellen Empfehlungen der Eisenzufuhr überhaupt nicht unterschritten werden, was zunächst verwundert. Was kann nun die Ursache für den Eisenmangel trotz ausreichender Versorgung durch die Nahrung sein? Sinnbildlich bezeichne ich den gesamten Verdauungskanal vom Mund über den Magen, den Dünndarm, den Dickdarm bis zum Rektum als „Außenwelt". Das bedeutet, dass alles, was sich in diesem Lumen befindet, im eigentlichen Sinne noch nicht für den Körper zur Verfügung steht. Es wird durch die Verdauung für den Körper aufbereitet und dann in erster Linie im Dünndarm durch die Membran der Darmwand in den Körper resorbiert (aufgenommen). In diesem Resorptionsvorgang liegt der eigentliche Einflussfaktor für die Resorptionsrate eines bestimmten Nahrungsinhaltsstoffes. Dafür ist Eisen ein deutliches Beispiel. Es gibt verschiedene Resorptionsraten des in erster Linie in tierischen Produkten vorhandenen zweiwertigen Eisens (Eisen II, Resorptionsrate 5–15 %) und des hauptsächlich in pflanzlichen Produkten vorkommenden dreiwertigen Eisens (Eisen III, Resorptionsrate 3–8 %). In weltweiten vergleichenden Studien über vegetarisch lebende Menschen und solche, die Fleisch und Fleischprodukte verzehren, hat sich gezeigt, dass bei Vegetariern trotz geringerer Versorgung mit Eisen in der Regel kein Mangel auftritt und dass auf der anderen Seite auch bei den mit tierischer Kost ernährten Menschen immer wieder ein signifikanter Eisenmangel auftritt.[54] Hier haben also andere Faktoren Einfluss.

■ Vegetarier weisen im weltweiten Vergleich zu Nicht-Vegetariern keinen Eisenmangel auf. ■

Umfangreiche wissenschaftliche Untersuchungen[41, 42] ergaben, dass die Eisenverfügbarkeit, die ja über die Resorptionsrate gesteuert wird, durch die Nahrungszusammenstellung fördernd oder auch hemmend beeinflusst werden kann.

> ✚ *Fördernd für die Eisenverfügbarkeit ist die Anwesenheit von folgenden Nahrungsinhaltsstoffen:*
> ▷ Vitamin C (Ascorbinsäure)
> ▷ Fruktose (Fruchtzucker)
> ▷ Zitronensäure
> ▷ Aminosäuren (Lysin, Methionin, Cystein)
> ▷ Milchsäure (möglichst rechtsdrehend)

Was z. B. die Milchsäure betrifft, so erhöht sich die Resorptions-rate beim Verzehr von rechtsdrehender Milchsäure, Vitamin C und rohem Sauerkraut auf über das Fünffache des durchschnittlichen Werts bei pflanzlicher Nahrung und liegt damit wesentlich höher als der durchschnittliche Prozentsatz bei tierischer Nahrung (20 %). Noch wesentlicher als diese fördernden Faktoren ist die Kenntnis der hemmenden Faktoren in unseren Lebensgewohnheiten (auch ein Mangel an Magensäure beeinflusst die Eisenverfügbarkeit negativ).

● *Die Eisenverfügbarkeit wird durch folgende Aufnahme von Nahrungsinhaltsstoffen teilweise wesentlich gehemmt:*
▷ Oxalsäure (in Spinat, Rhabarber, Kakao)
▷ Phytinsäure/Phytate (in Getreide, vor allem in Gersten-, Roggen- und Weizenkleie, Mais, Hülsenfrüchten/Soja, Ölsaaten und Erdnüssen)
▷ Karbonate (teilweise mit hohem Gehalt in Trinkwasser enthalten)
▷ Kalzium, Phosphate
▷ Tannine, Polyphenole (Kaffee, schwarzer Tee, Spinat, Rotwein)

Bitte machen Sie nun nicht den Fehler, anzunehmen, dass die hier als hemmende Faktoren aufgeführten Stoffe bzw. Nahrungsmittel in Zukunft verboten sind. Wir können viel erreichen, wenn wir nur unsere Gewohnheiten ändern. Es ist z. B. sicher sinnvoll, nicht zum oder direkt nach dem Essen einen schwarzen Tee oder Kaffee zu trinken. Mit einem Abstand von 1½–2 Stunden nach dem Essen ist dies kein Problem. Und wenn man dann beim Nachmittagskaffee das im Kuchen enthaltene Eisen kaum für den Körper zur Verfügung hat, ist diese kleine Menge vernachlässigbar und wird bei Weitem durch den damit verbundenen Genuss kompensiert. Auch in der Rhabarberzeit ist es sinnvoll, sich Gedanken über die insgesamt zugeführten Mengen an Rhabarber zu machen. Wenn es jeden Tag Rhabarberkuchen, Rhabarberkompott, Rhabarbermus – und das über Wochen – gibt, dann könnte der Eisenhaushalt negativ beeinflusst werden. Die Natur hat im Grunde vorgesehen, dass wir bei Appetit auf Rhabarber in den Garten gehen, uns eine Stange pflücken und hineinbeißen. Durch die in ihm enthaltene Säure werden wir kaum eine ganze Stange essen, sondern schon bei einer Drittelstange Schluss machen. Diese natürliche Bremse ist eingebaut und wir überschreiten sie, indem wir den Rhabarber kochen, mit viel Zucker süßen und auf diese Weise unserem Körper zu viel Oxalsäure zuführen – aber die Menge macht's und die Seltenheit erhöht oft den Genuss.

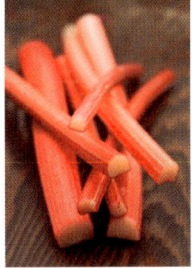

Zurück zu den fördernden Faktoren: Das Eisen in unserer Nahrung liegt meist in der dreiwertigen Form vor und muss vor der Resorption in zweiwertiges Eisen umgewandelt werden.

■ Bei einem Frühstück wird mehr Eisen aufgenommen, wenn gleichzeitig Vitamin-C-haltige Lebensmittel verzehrt werden – also morgens frisch gepressten Orangensaft statt Kaffee. ■

Dieser Vorgang wird besonders durch die oben aufgeführte Zitronensäure, Milchsäure und vor allem durch Vitamin C (Ascorbinsäure) begünstigt. Es wurde nachgewiesen,[41] dass bei Anwesenheit von Vitamin C die Resorptionsrate für dreiwertiges Eisen bis auf das Siebenfache erhöht sein kann. Eine vermehrte Aufnahme von Vitamin C mit der Nahrung wirkt sich deshalb wesentlich effektiver auf die Eisenresorption und damit Eisenverfügbarkeit aus als eine zusätzliche Eisengabe – sei es über Nahrungsergänzungsmittel oder über den verstärkten Verzehr eisenhaltiger Lebensmittel. Das erklärt auch, warum Vegetarier nicht unter Eisenmangel leiden, obwohl sie im Schnitt unter der empfohlenen Zufuhr an Eisen versorgt sind.

■ Süßungsmittel

Auch Süßungsmittel gehören größtenteils in den Nährstoffbereich der Kohlenhydrate. Ausnahmen sind nur jene Süßstoffe, die am Schluss dieses Kapitels kurz genannt sind. Süß ist ein für uns angenehmer Geschmack, gegen den überhaupt nichts einzuwenden ist. Das Problem ist nur, dass wir gerade durch den Verzehr meist isolierter Süßungsmittel immer mehr davon verzehren, was bis zu Abhängigkeit und sogar Sucht führen kann.

Zucker bzw. Süßungsmittel	für Diabetiker geeignet	Energielieferant	Besonderheiten
Traubenzucker	Nein	Ja	Blutzuckerspiegel steigt sehr schnell an
Fruchtzucker	Ja	Ja	Wird bis 50 g über den Tag verteilt insulinunabhängig verstoffwechselt. Seine Süßkraft ist um 20 % höher als bei Haushaltszucker
Haushaltszucker	Nein	Ja	Kann nur mit Insulin verstoffwechselt werden, Blutzuckerspiegel steigt rasch an.
Milchzucker	Nein	Ja	Blutzuckerspiegel steigt langsam an

Zucker bzw. Süßungsmittel	für Diabetiker geeignet	Energielieferant	Besonderheiten
Malzzucker	Nein	Ja	Vorkommen in Bier und Backwaren
Glukosesirup und Maltodextrose	Nein	Ja	Blutzuckerspiegel steigt rasch an
Zucker-Austauschstoffe z. B. Sorbit, Xylit, Mannit, Isomalt	Ja	Ja	10–20 g können über den Tag verteilt insulinunabhängig verstoffwechselt werden. Die Süßkraft beträgt ca. 50 % im Vergleich zu Haushaltszucker. Sie wirken schwach abführend.
Saccharin (Süßstoff)	Ja	Nein	Künstlich hergestelltes Süßungsmittel, Süßkraft drei- bis 500-mal stärker als Haushaltszucker.
Cyclamat (Süßstoff)	Ja	Nein	Künstlich hergestelltes Süßungsmittel, Süßkraft 10- bis 30-mal stärker als Haushaltszucker.
Aspartam (Süßstoff)	Ja	Nein	Künstlich hergestelltes Süßungsmittel, Süßkraft 200-mal stärker als Haushaltszucker.
Stevia* (natürliches Süßungsmittel)	Ja	Nein	Süßer Geschmack, ohne den Blutzuckerspiegel zu beeinträchtigen (kein Zucker); bis zu 300-mal stärker als Haushaltszucker.

*Anmerkung: Süßen mit Steviablättern und wässrigen Auszügen (Tee) daraus entspricht den Vorgaben einer vollwertigen Ernährung. Das aus den Blättern des südamerikanischen Süßstrauchs extrahierte und im Handel teilweise angebotene Steviolglycosid stellt einen isolierten Stoff dar, der dem Vollwertgedanken nicht ganz entspricht. Er wird lebensmittelrechtlich als Zusatzstoff behandelt (seit November 2011 auch von der EU). Ein Urteil des Münchner Verwaltungsgerichts zur Frage der lebensmittelrechtlichen Nutzung von Steviablättern ist immer noch anhängig.

Es gibt weitere künstlich hergestellte Süßstoffe, die zum Teil eine Süßkraft aufweisen, die 500-mal stärker ist als bei Haushaltszucker. In der gesundheitsorientierten Vollwert-Ernährung wird empfohlen, diese künstlichen Süßstoffe möglichst zu meiden, da es sich bei ihnen auf der einen Seite um naturferne, rein chemisch erzeugte Produkte handelt und sie auf der anderen Seite im Stoffwechsel hormonelle Vorgänge in Gang setzen, die den Appetit anregen. Diese Reaktion macht man sich übrigens in der Schweinemast zunutze, damit die Tiere schneller zu ihrem Schlachtgewicht kommen. Groß angelegte Statistiken in den USA haben gezeigt,[15, 28, 51] dass Menschen, die aus Gewichtsgründen das Süßen auf diese kalorienfreien künstlichen Süßstoffe umstellen, auf Dauer nicht ab-, sondern zunehmen, was u. a. auf diesen Effekt zurückzuführen ist. Eine wesentliche Bedeutung haben die Süßstoffe für Diabetiker erhalten, weil sie insulinunabhängig im Körper verwertet werden und der Insulinhaushalt beim Diabetiker ja das eigentliche Problem ist. Die wissenschaftliche Forschung auf diesem Gebiet hat in den letzten Jahrzehnten aber auch gezeigt, dass im Bereich der Vollwert-Ernährung sehr gute Lösungen angeboten werden können, die Diabetiker sogar wieder unabhängig von Süßstoffgaben machen können. Es lohnt sich für Betroffene, sich damit zu befassen, weil bei der Umsetzung dieser Erkenntnisse viele Spätfolgen des Diabetes mellitus vermieden werden können.

■ Eine konsequente Vollwert-Ernährung verzichtet auf künstlich hergestellte Süßstoffe, deren gesundheitlicher Nutzen ohnehin umstritten ist. ■

Der Umgang mit dem Haushaltszucker

Der uns bekannte weiße Haushaltszucker steht uns erst seit ca. 150 Jahren zur Verfügung. Zahlen aus Deutschland zeigen,[36] dass der Verbrauch dieses Lebensmittels in dieser Zeit von praktisch 0 auf ca. 100 g/Tag angestiegen ist (ca. 36 kg pro Jahr und Bundesbürger). Der Nachteil dieses isolierten Zuckers liegt in erster Linie darin, dass er den Blutzuckerspiegel sehr schnell hochschnellen lässt und dadurch die Bauchspeicheldrüse veranlasst, kurzfristig sehr viel Insulin in das Blut abzugeben, das diesen Zucker wieder abbaut. Dadurch entsteht innerhalb von ca. zwei Stunden eine Unterzuckerung, die ein Hungergefühl auslöst, worauf wir wiederum meist etwas Süßes essen (Schokolade, Praline, süßer Keks, süßes Getränk usw.). Dies hat einen über den Tag immer wieder sehr stark schwankenden Blutzuckerspiegel zur Folge – eine negative Herausforderung für unsere Stoffwechsellage!

Unter den erwähnten isolierten Kohlenhydraten versteht man solche, die von praktisch allen Begleitstoffen befreit (isoliert) sind. Dies ist umso nachteiliger, je einfacher diese Kohlenhydrate aufgebaut sind, was für alle Zuckerarten zutrifft. Das oben Ausgeführte gilt also für Haushaltszucker, für Traubenzucker und für Fruchtzucker in mehr oder weniger gleicher Weise. Haushaltszucker wird in erster Linie aus Zuckerrohr oder Zuckerrüben gewonnen. In diesen Ausgangsprodukten ist der Zucker verbunden mit vielen Begleitstoffen wie Vitaminkomplexen, Mineralstoffen, Ballast-/Faserstoffen usw., womit wichtige Begleitstoffe zur Verstoffwechselung dieses Zuckers von der Natur mitgeliefert werden. Zudem wird beim Genuss all dieser Begleitstoffe erreicht, dass der eigentliche Zucker wesentlich langsamer ins Blut übergeht. Und je langsamer Kohlenhydrate im Körper ins Blut aufgenommen werden, desto günstiger ist ihre Wirkung.

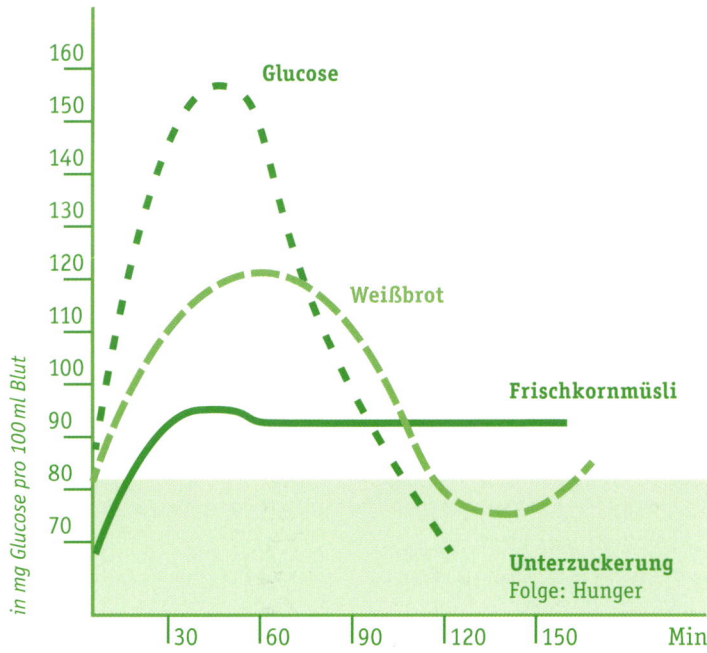

Blutzuckerverlauf nach dem Verzehr verschiedener Lebensmittel

Reduktion des Zuckerverbrauchs

Selbst wenn sich jemand vornimmt, seinen Zuckerverbrauch zu reduzieren, stolpert er darüber, dass der Zucker oftmals in den Nahrungsmitteln versteckt ist. Uns ist nicht bewusst, welche Mengen an Zucker wir meist unsichtbar zu uns nehmen. Eklatantes Beispiele für versteckten Zucker ist z. B. ½ l Cola, der 19 Stück Würfelzucker enthält. Weitere Beispiele sind der folgenden Übersicht zu entnehmen.

Auswahl von Nahrungsmitteln mit Zuckergehalt:[48]

Menge	Art des Nahrungsmittels	Zuckergehalt in g	umgerechnet in Stück Würfelzucker
400 g	Nadler Kartoffelsalat	26	9
1 l	Coca Cola	110	38
400 g	Nutella	218	78
¼ l	Red Bull	27	10
400 g	Hipp-Früchtetee	388	140
500 g	Tomatenketchup	170	61
½ l	Schweppes	130	46
1,5 l	Orangennektar	111	40
375 g	Müsli Nestle Fitnessfruits	109	39
375 g	Cornflakes	30	11
100 g	Milka Alpenmilchschokolade	60	22
200 g	Katjes Kinderlakritz	86	31
200 g	Haribo Goldbären	91	33

Alternative Süßungsmittel

Süßungsmittel, die noch näher am natürlichen Ursprung sind, werden als alternative Süßungsmittel bezeichnet. Es sind solche, die zum Teil in ihrem natürlichen Verband angeboten werden und ein mehr oder weniger großes Spektrum an Begleitstoffen enthalten und dadurch langsamer in den Körper aufgenommen werden. Diese Süßungsmittel sind in keiner Weise als absolute Lösung des Süßungsproblems anzusehen, sie sind aber zumindest eine Verbesserung. Generell ist es sinnvoll, die Geschmacksschwelle „süß" möglichst herunterzusetzen.

■ Auch alternative, natürliche Süßungsmittel sollten nur in Maßen verwendet werden. ■

Honig besteht aus 80 % Invertzucker, das ist ein Gemisch aus 50 % Traubenzucker und 50 % Fruchtzucker. Dieser Zucker geht sehr schnell ins Blut über und hat in dieser Hinsicht keinen Vorteil gegenüber dem Haushaltszucker. Trotzdem ist Honig ein wertvolles Süßungsmittel, da es als Begleitstoffe wertvolle Enzyme (z. B. Inhibine, wirksame Abwehrstoffe) und Spurenelemente enthält. Dies gilt aber nur, wenn es sich um Honig hoher Qualität handelt, der garantiert nicht hitzegeschädigt ist. Das muss auf der Verpackung ausdrücklich gekennzeichnet sein. Auch das Süßungsmittel Honig sollte sparsam eingesetzt werden.

■ Honig

Trockenobst zeichnet sich durch einen hohen Zuckergehalt von etwa 70 % aus, wobei dieser Zuckergehalt praktisch als Konservierungsmittel für das Obst dient. Sein großer Vorteil ist der zusätzliche hohe Vitamin- und Mineralstoffgehalt. Um es als Süßungsmittel zu verwenden, empfiehlt sich ein Einweichen des Obstes z. B. über Nacht, wodurch die Konzentration des Zuckers bereits herabgesetzt wird. Das eingeweichte Obst kann dann in einem Mixer zu einem süßen Püree verarbeitet werden, das zum Süßen von Gebäck, Speisen usw. verwendbar ist. Auch hier ist auf Qualität zu achten und es sind nur ungeschwefelte Trockenfrüchte auszuwählen, die zudem ein viel besseres natürliches Aroma aufweisen. Geeignet sind z. B. Rosinen, Sultaninen, Weinbeeren, Datteln, Aprikosen und Feigen.

■ Trockenobst

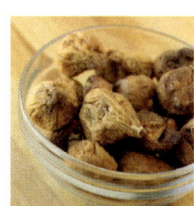

■ Rohrzucker Rohrzucker ist ein brauner Zucker, der keine große Verbesserung gegenüber dem weißen Zucker darstellt. Er besteht zu etwa 98 % aus weißem Zucker, der nicht voll durchraffiniert wurde und somit noch einen Rest der braunfärbenden Melasse enthält. Er ist kein alternatives Süßungsmittel, er führt immer wieder zu Verwechslungen mit den folgenden Süßungsmitteln.

■ Vollrohrzucker bzw. Rohrohrzucker Dieser Zucker wird durch reines Eindicken von Zuckerrohrsaft bis hin zur Kristallisation hergestellt, wobei er einen Großteil der im Saft enthaltenen Vitamine und Mineralstoffe durch die Verarbeitung bei verhältnismäßig niedrigen Temperaturen noch enthält. Er ist durchaus als alternatives Süßungsmittel zu empfehlen, aber auch hier gilt es, den Verbrauch jedoch so gering wie möglich zu halten.

■ Vollrübenzucker bzw. Rohrübenzucker Auch aus Zuckerrüben wird inzwischen ein Vollrübenzucker angeboten, der wie beim Zuckerrohr durch schonendes Eindicken des Rübensaftes mit den gleichen Vorteilen hergestellt wird.

■ Ahornsirup Ahornsirup wird durch Eindicken des im Frühjahr geernteten Saftes der Ahornbäume gewonnen. Die verschiedenen Qualitäten unterscheiden sich durch Kennzeichnung mit den Buchstaben A, B, C und D. Im Heimatland Kanada wird nur die Qualität A konsumiert. Dies ist der Saft, der im Frühjahr als erster geerntet wird. Die Qualitäten B, C und D werden später geerntet und müssen, da sie von Natur aus weniger Zucker enthalten, stärker eingedickt werden und haben durch die teilweise Karamellisierung einen stärkeren Eigengeschmack, sind also nicht so geschmacksneutral wie Qualität A. Die Qualität B ist durchaus noch empfehlenswert, C und D aufgrund der Erntefaktoren eher nicht.

■ Dicksäfte Es gibt auch verschiedene Dicksäfte wie z. B. Apfeldicksaft, Birnendicksaft, Agavensirup usw. Diese zeichnen sich durch einen hohen Vitamingehalt und Mineralien sowie durch eine angenehme Süße mit geringem Eigengeschmack aus.

■ Frisches Obst Auch mit frischem Obst kann Speisen eine angenehme Süße verliehen werden (z. B. durch zerdrückte Bananen).

■ Energiegehalt unterschiedlicher Lebensmittel

Lebensmittel liefern unterschiedliche Mengen an Energie, die in Kilokalorien oder Kilojoule angegeben werden. In der Regel kann man sagen, dass ein Lebensmittel umso mehr Energie pro 100 g enthält, je weiter es bearbeitet wurde. Bei der Auswahl unserer Lebensmittel sollten wir auf einen hohen Gehalt an ernährungsphysiologisch wichtigen Nährstoffen wie Vitaminen, Mineralstoffen usw. achten. Gleichzeitig sollte aber der Gehalt an energieliefernden Nährstoffen möglichst gering sein. Auf den Abbildungen sind verschiedene Lebensmittel in unterschiedlichen Mengen angerichtet. Der Energiegehalt ist erstaunlicherweise immer der gleiche: ca. 130 kcal pro Teller. Worin die Lebensmittel sich zweifellos unterscheiden, ist zum einen die Nährstoffdichte und zum anderen der Sättigungswert.

Energiegehalt von Lebensmitteln

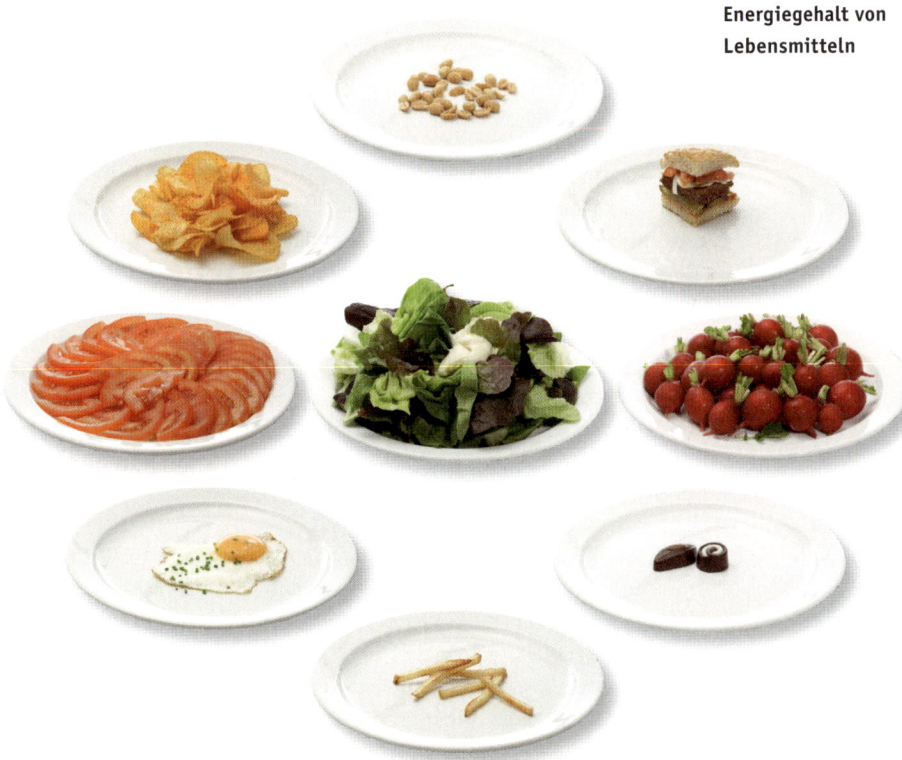

Energiegehalt von
Lebensmitteln am
Beispiel der
Kartoffel

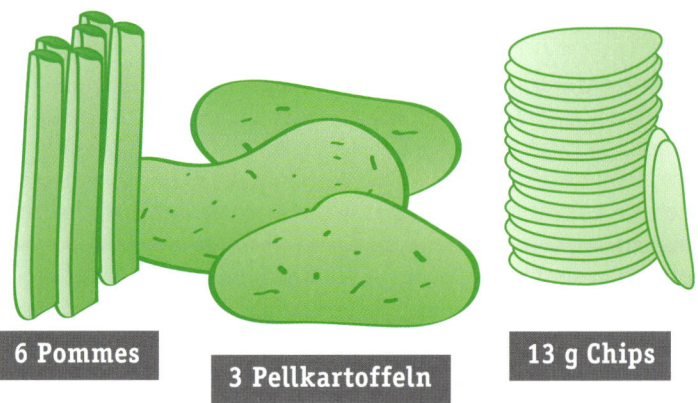

6 Pommes **3 Pellkartoffeln** **13 g Chips**

Ein weiteres Beispiel zeigt die Verarbeitungsschiene von Kartoffeln, die alle die gleiche Energiemenge in Kilokalorien besitzen (ca. 130 kcal): 3 Pellkartoffeln, 6 Pommes frites, 24 Kartoffelchips.
In einer Schale Pommes befinden sich ca. 40 Stück dieser frittierten Kartoffelstückchen. Teilen wir diese Menge durch die oben gezeigten sechs, so erhalten wir für die gleiche Energiemenge ein sechsgängiges Menü, das z. B. aus einem Teller Salat, drei Pellkartoffeln, einer schönen Portion Kräuterquark, einer Auswahl gedämpften Gemüses, einem Glas Apfelsaft und einem schönen Nachtisch bestehen kann. All das entspricht einem großen Teller mit 18 Pellkartoffeln. Doch wer isst schon 18 Pellkartoffeln? Nach dem Verzehr der Pommes ist aber meist noch Platz für ein Würstchen, einen Hamburger oder Zuckerwatte. Durch diesen Vergleich wird klar, dass wir beim Verzehr von Pommes ein wesentlich geringeres Sättigungsgefühl haben und dadurch viel mehr Energie (in Kilokalorien) aufnehmen. Kartoffeln machen dick? In Form von Pommes ja, in Form von Pellkartoffeln nein!
Auch zwei Pralinen oder vier Riegel Schokolade entsprechen einem großen Salatteller oder einer Scheibe Vollkornbrot. Den kleinen Hunger zwischen den Hauptmahlzeiten bekämpft man gerne mit einer kleinen Nascherei. Aber gerade diese Kleinigkeiten zwischendurch liefern beachtliche Mengen an Energie, meist nur geringe Mengen Vitamine, Mineral- und Ballaststoffe. Außerdem bewirken sie keine lang anhaltende

Sättigung, sondern machen durch den raschen Blutzuckeranstieg sehr rasch wieder Appetit auf „mehr". Beobachten Sie sich einmal selbst, gerade wenn Sie eigentlich zu den Hauptmahlzeiten eher wenig essen und dennoch mit Ihrem Gewicht zu kämpfen haben: Was und wie viel esse ich zwischendurch? Gerade die vielen Kleinigkeiten nebenbei verzehrt, enthalten meist mehr Kalorien als eine vollwertige Mahlzeit.

■ Süße Snacks vermitteln dem Körper durch den schnellen Abbau der überhöhten Blutzuckerwerte in der Folge wieder „Hunger" (kurzfristiger Unterzucker). ■

■ Durstlöscher

Nicht alles ist Saft, was danach aussieht: Beim Kauf von Fruchtsaftgetränken fühlt man sich oft wohl, weil man meint, sich damit etwas Gutes zu tun. Auch hier lohnt es sich, genauer hinzuschauen, denn Saft ist nicht gleich Saft. In Deutschland schreibt die Saftverordnung folgende Fruchtanteile in den verschiedenen Getränken vor:

Fruchtsaft	100% Fruchtanteil
Nektar	25–50% Fruchtanteil
Fruchtsaftgetränk	6–30% Fruchtanteil
Limonade	3–15% Fruchtanteil

Der Rest, um auf 100% zu kommen, besteht aus Wasser, Zucker, Aromastoffen u.a. Nektare und Fruchtsaftgetränke sind wesentlich billiger als reiner Fruchtsaft, da die Frucht der teuerste Bestandteil dieser Getränke ist. Häufig entscheidet über den Kauf der Preis, nicht die Qualität. Setzt man aber die Wasseranteile der verschiedenen Getränke zum Fruchtanteil ins Verhältnis, stellt man verwundert fest, welch stolzen Preis man für den Wasseranteil bezahlt. Häufig kann man sogar noch Geld sparen, wenn man sich für den qualitativ hochwertigen Fruchtsaft entscheidet und diesen nach eigenem Geschmacksempfinden verdünnt. Generell empfehle ich den Kauf von 100% Fruchtsaft und beim Verzehr die Verdünnung mit reinem Wasser im Verhältnis 1:1 bis zu zwei Dritteln Fruchtsaft und einem Drittel Wasser.

■ Öle und Fette

Von den drei Hauptnährstoffen Eiweiß, Fett und Kohlenhydraten spielt das Fett eine besondere Rolle. Es liefert pro Gramm etwa doppelt so viel Energie (Kalorien) wie Eiweiße und Kohlenhydrate. Die Deutsche Gesellschaft für Ernährung (DGE) und die Weltgesundheitsorganisation (WHO) empfehlen eine tägliche Fettmenge von ca. 70 g. Der auf den Bundesbürger umgerechnete tatsächliche durchschnittliche Fettverzehr pro Tag beträgt jedoch ca. 145 g. Dieses Zuviel wird als Depotfett im Gewebe gespeichert, was häufig zu Übergewicht führt: ein wesentlicher Risikofaktor für viele Zivilisationskrankheiten.

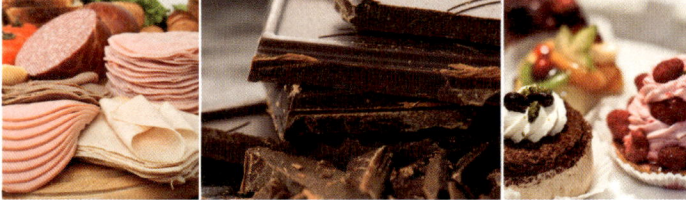

■ Wurst, Schokolade und Kuchen – überall lauern versteckte Fette. ■

Der überhöhte Konsum von Fetten kommt in erster Linie dadurch zustande, dass viele unserer Nahrungsmittel versteckte Fette enthalten. Dies trifft in erster Linie für fast alle tierischen Lebensmittel zu, aber auch für viele Genussmittel wie Süßigkeiten aller Art (z. B. Schokoladenprodukte). Die meisten unserer sichtbaren Öle und Fette stammen aus dem pflanzlichen Bereich. Sie verbinden damit den Vorteil, dass sie die für uns lebenswichtigen ungesättigten Fettsäuren enthalten (s. auch Seite 134), die im Bereich tierischer Lebensmittel praktisch nicht vorkommen (Ausnahme: Fischöl). Sie haben zudem den Vorteil, dass sie kein Cholesterin enthalten, was wiederum ausschließlich in tierischen Lebensmitteln enthalten ist. Wenn wir beim Fettverbrauch sparen wollen, sollten wir uns auf die versteckten Fette konzentrieren.

Herkunft der pflanzlichen Öle und Fette

Als Rohstoffe für die verschiedenen pflanzlichen Öle dienen zahlreiche Ölsaaten wie Sonnenblumen-, Walnuss- und Erdnusskerne, Sesam- und Leinsaat-, Oliven-, Kokos- und Palmölfrüchte, Öldistelsamen und Sojabohnen.
Alle natürlichen Fette enthalten Fettbegleitstoffe, die für die menschliche Ernährung wichtig sind. Dazu gehören vor allem die fettlöslichen Vitamine A, D, E und K, Lezithin, Aroma- und Schleimstoffe. Je schonender ein Fett hergestellt wird, umso mehr Fettbegleitstoffe bleiben erhalten.

■ Das Herstellungsverfahren hat einen großen Einfluss auf die ernährungsphysiologische Qualität eines Öls. ■

Herstellungsverfahren und Qualität von Ölen

Bei der Herstellung pflanzlicher Öle werden die reifen Früchte geerntet und nach sachgerechter Lagerung mit dem eigentlichen Herstellungsvorgang begonnen. Die Ölsaat wird zunächst in Saatenbrechern oder Mahlwerken zerkleinert. Bei der weiteren Verarbeitung werden zwei grundlegende Verfahren unterschieden: die sogenannte *Extraktion* und die *Pressung*.
Bei der *Extraktion* wird das Öl durch Lösungsmittel aus dem Saatenbrei herausgelöst. Hierzu werden die Ölsaaten in einer Extraktionsanlage mit diesem Lösungsmittel (z. B. das Leichtbenzin Hexan) getränkt. Das eigentliche Öl wird darin gelöst und anschließend mit diesem ausgepresst. Es entsteht ein Gemisch aus Öl und Lösungsmittel. Zur Trennung des Lösungsmittels vom Öl wird dieses bei Hitzezufuhr destilliert. Das Verfahren bietet mit seiner fast 99%-igen Ertragsquote viele Vorteile für den Hersteller.

■ **Extraktion**

Die Extraktion ist jedoch mit dem Nachteil verbunden, dass zahlreiche Stoffe aus der Ölsaat gelöst werden, die den Geschmack und die Farbe des ausgepressten Öls nachteilig beeinflussen. Deshalb ist dieses Rohöl noch nicht als Nahrungsmittel geeignet.
Es muss einer weiteren Verarbeitungsstufe, *der Raffination*, unterzogen werden. Dabei wird es entschleimt, entsäuert, gebleicht, gefiltert und gedämpft. Es werden Temperaturen von bis zu 200 °C eingesetzt, die viele natürliche Inhaltsstoffe negativ beeinflussen oder sogar beseitigen. Ähnlich wie beim iso-

■ **Raffination**

lierten Haushaltszucker auf dem Gebiet der Kohlenhydrate werden auch diese Öle durch den Verarbeitungsprozess von vielen natürlichen Begleitstoffen „befreit", sodass sie alle einen gleichen Geschmack, die gleiche Farbe und gleiche Konsistenz aufweisen – unabhängig davon, aus welcher Ölsaat sie ursprünglich hergestellt wurden.

Neben der Verwendung als Rohstoff für die weiterverarbeitende Industrie werden diese Öle im Lebensmittelhandel als sehr preiswerte Produkte mit Phantasienamen wie Salatöl, Kaiseröl, Delikatessöl usw. angeboten. Viele Verbraucher bevorzugen fast farblose, immer gleich aussehende, geschmacksneutrale Öle, meist unwissentlich nehmen sie dafür die Nachteile in Kauf.

Bei der reinen Pressung durchläuft der zerkleinerte Saatbrei eine Schnecken- oder Hydraulikpresse, bei der durch hohen Druck das in der Saat enthaltene Öl herausgepresst wird. Dazu können zwei unterschiedliche Verfahren angewendet werden, die *Heißpressung* oder die *Kaltpressung*.

■ **Heißpressung** Bei der *Heißpressung* wird zusätzlich zum Pressdruck Wärme zugeführt, wodurch der Ertrag auf 60 % erhöht wird. Da dieses Öl noch viele unerwünschte Begleitstoffe enthalten kann, muss es auch hier einer anschließenden Raffination unterzogen werden.

■ **Kaltpressung** Die *Kaltpressung* ist das schonendste Verfahren bei der Ölherstellung. Der Ölsaatenbrei wird ohne Wärmezufuhr und bei geringer Druckerhöhung in der Schnecken- oder Hydraulikpresse verarbeitet. Außer einer schonenden Kurzzeitdämpfung und einer mechanischen Filterung des Öls ist kein zusätzlicher Reinigungs- oder Bearbeitungsvorgang nötig.

Der Ertrag ist bei diesem Verfahren allerdings wesentlich niedriger (nur 40 %). Daher können durch Kaltpressung gewonnene Öle preislich nicht so günstig angeboten werden. Kalt gepresste Öle sind die einzigen Öle, die den Anforderungen an eine naturnahe, vollwertige Nahrung entsprechen.

Es kommt hinzu, dass kalt gepresste Öle, abhängig von der entsprechenden Ölsaat, ihren eigenen Geschmack haben. So unterscheidet sich z. B. das relativ neutral schmeckende Sonnenblumenöl vom geschmacklich kräftigen Olivenöl und das milde Walnussöl vom eindeutig schmeckenden Leinöl.

Beachten Sie bei der Verarbeitung in der Küche, dass diese Öle nicht erhitzbar sind (Entstehung von Substanzen, die unserer

Gesundheit auf Dauer schaden). Außerdem können bei der Kaltpressung nur erstklassige frische Ölsaaten verwendet werden, da eine minderwertige Ausgangsqualität das fertige Öl geschmacklich negativ beeinflusst. Bei der Raffination dagegen kann man auch Ölsaaten verarbeiten, die qualitativ durch Lagereinflüsse oder durch Alter schon negativ beeinflusst sind. Wichtig für die Bekömmlichkeit eines Öls ist sein Gehalt an Schleimstoffen (z. B. natives Olivenöl). Bei raffinierten, also nicht kalt gepressten Ölen sind auch diese Schleimstoffe und der damit verbundene Vorteil beseitigt.

Achten Sie daher beim Kauf von Ölen auf die Kennzeichnung „kalt gepresst" (bei Olivenöl: „nativ" oder „extra vergine") und „nicht raffiniert" – auch wenn diese Qualitäten mehr kosten. Ihr Körper dankt es Ihnen mit optimaler Verstoffwechselung aufgrund der besseren Bekömmlichkeit.

■ Eiweiße

Eiweißstoffe, auch Proteine genannt, sind für die menschliche Ernährung von zentraler Bedeutung. Eiweiß ist der Grundbaustein allen Lebens. Nahezu alle wesentlichen Funktionen sind an die Eiweiße der Zellen, des Gewebes und der Organe gebunden. Jede menschliche Zelle enthält 4000–5000 verschiedene Proteine mit unterschiedlichen Funktionen. Hieraus lässt sich die große Bedeutung der verschiedenen Eiweiße mit unterschiedlicher Funktion im Körper erkennen. Sie dienen in erster Linie als Baustoffe und werden in der Regel nicht als Energielieferanten benutzt.

Die Bausteine der verschiedenen Eiweiße, aus denen sie alle bestehen, sind die Aminosäuren. Obwohl es davon nur etwa 20 verschiedene gibt, ist der Organismus in der Lage, durch Art, Reihenfolge und Anzahl der verwendeten Aminosäuren eine unvorstellbar große Zahl unterschiedlicher Proteine mit verschiedenen physiologischen Eigenschaften zu bilden. Dabei ist die biologische Funktion dieser Proteine, die bis weit über 1000 Aminosäuren enthalten können, von ihrer räumlichen Struktur abhängig. Dies wiederum ist vorgegeben durch den für jedes Lebewesen festgelegten Bauplan, der sich in den mitgegeben enErbanlagen manifestiert.

■ Bausteine der Eiweiße (Proteine) sind Aminosäuren. ■

Aufgaben der Proteine:
▷ Baustoff für alle Zellen
▷ Baustoff für Enzyme (die Bio-Katalysatoren, ohne die kein Leben möglich ist)
▷ Baustoff für Hormone
▷ Baustoff für Abwehrkörper
▷ Rezeptor- und Transportfunktion (Zellwände, Blut)
▷ Energielieferant (nur in „Notfällen")

■ Eiweiße aus der Nahrung müssen erst verdaut und aufgespalten werden, bevor sie der Körper nutzen kann. ■ Wenn wir Eiweiße mit unserer Nahrung aufnehmen, so dürfen diese nicht unmittelbar in den Körperkreislauf gelangen, da sich unser Körper gegen alles fremde Eiweiß wehrt. Die Verdauung der Eiweiße bedeutet, dass sie im Magen beginnend über den Zwölffingerdarm bis hin zum Ende des Dünndarms durch die Arbeit der dafür geeigneten Enzyme in ihre Bausteine – die Aminosäuren – zerlegt werden. Aus diesen resorbierten Aminosäuren baut dann der Körper nach seinem Bauplan die körpereigenen Eiweiße auf.

Essenzielle Aminosäuren

Von den verschiedenen Aminosäuren, die der Körper zum Aufbau von körpereigenem Eiweiß benötigt, kann der Organismus eines Erwachsenen neun Aminosäuren nicht selber herstellen, bei Kindern sind es sogar zehn. Diese Aminosäuren werden als unentbehrlich bezeichnet, denn wir sind darauf angewiesen, dass sie in genügender Menge mit unserer Nahrung von außen zugeführt werden.

Biologische Wertigkeit

Je nach Art und Menge der vorhandenen essenziellen Aminosäuren im Nahrungseiweiß ergibt sich die *biologische Wertigkeit*. Je ähnlicher das Aminosäuremuster des verzehrten Lebensmittels dem des menschlichen ist, desto höher ist seine biologische Wertigkeit. Ähnlich wie bei einer Kette, die niemals stärker als ihr schwächstes Glied sein kann, wird die biologische Wertigkeit durch die am geringsten vorhandene essenzielle Aminosäure, auch *limitierende Aminosäure* genannt, begrenzt. Die biologische Wertigkeit wird als der Prozentsatz an Körpereiweiß definiert, der aus 100 g Nahrungseiweiß gebildet werden kann. Je höher also die biologische Wertigkeit eines Eiweißes, umso geringer die Menge, die dem Körper zu seiner Versorgung zugeführt werden muss.

Biologischer Ergänzungswert

Interessant ist, dass die mit der Nahrung aufgenommene Aminosäurekombination nicht nur aus einem Nahrungsmittel stammen muss. Es ergibt sich dadurch die Möglichkeit, durch Kombinationen verschiedener Nahrungsmittel die biologische Wertigkeit der Eiweiße, die bei einer Mahlzeit aufgenommen werden, zu erhöhen. Als Beispiel: Die biologische Wertigkeit des Eiweißes von Rindfleisch beträgt 83, die von Milch beträgt 84 und die von Weizen beträgt 59.

Wenn wir nun einen mit Milch hergestellten Weizenbrei essen, so beträgt die biologische Wertigkeit dieser Eiweißkombinationen 110, wesentlich mehr als die von Rindfleisch. Weitere günstige Kombinationen sind z. B. Kartoffeln und Ei, Weizen und Hülsenfrüchte (z. B. „Linsen und Spätzle"), Bohnen und Mais (in Südamerika üblich). Durch die Kombination verschiedener Lebensmittel erreichen wir also eine höhere biologische Wertigkeit als die einzelnen Lebensmittel besitzen, wenn wir sie separat verzehren.

■ Durch geschickte Kombination der Nahrungsmittel kann die biologische Wertigkeit der Eiweißzufuhr erhöht werden. ■

Eiweißbedarf

Der Eiweißbedarf eines Menschen ist abhängig vom Alter und den körperlichen Anforderungen. Er ist vor allem erhöht bei Wachstumsprozessen. Daher haben Kinder, Schwangere und Stillende einen höheren Bedarf. Das gilt auch für Leistungssportler, Schwerarbeiter (Muskelaufbau) und kranke Menschen (Aufbau- und Heilungsprozess). Die Ernährungswissenschaft empfiehlt folgende Werte:[36]

Säuglinge	2,2 g pro kg Körpergewicht
Kinder	1,7 g pro kg Körpergewicht
Erwachsene	0,8 g pro kg Körpergewicht
	(entspricht etwa 50–60 g Eiweiß pro Tag)

In Deutschland beträgt der durchschnittliche Eiweißkonsum ca. 100 g Eiweiß pro Tag;[36] etwa doppelt so viel wie empfohlen.

Folgen überhöhter Eiweißversorgung

Durch eine überhöhte Eiweißzufuhr fällt bei seiner Verdauung vermehrt Harnstoff an, für dessen Ausscheidung eine gesteigerte Nierenfunktion erforderlich ist (siehe auch Seite 37). Damit verbunden ist eine erhöhte Kalziumausscheidung mit dem Urin, was langfristig die Entstehung von Osteoporose begünstig, weil das Kalzium für den Knochenaufbau dann nicht mehr zur Verfügung steht. Es kann hierdurch auch zur Bildung von Nierensteinen kommen.

Eine weitere gesundheitliche Belastung kommt immer mehr ins Gespräch. In umfangreichen elektronenmikroskopischen Untersuchungen konnte Prof. Dr. Lothar Wendt nachweisen, dass bei ständiger Eiweiß-Überversorgung Eiweißablagerungen im Binde- und Stützgewebe und an den Wänden der Blutgefäße entstehen können. Hieraus können Stoffwechselstörungen resultieren, die er als Ursache für die immer mehr in den Vordergrund rückenden sogenannten Zivilisationskrankheiten sieht. Dazu zählen: Diabetes mellitus, Hyperurikämie (zu hohe Harnsäurewerte, Gicht), Rheuma, Fettstoffwechselstörungen und Hypertonie (hoher Blutdruck).

■ Purinhaltige Nahrungsmittel belasten den Organismus durch erhöhte Harnsäurewerte. ■

Harnsäure entsteht bei der Verdauung von purinhaltigen Nahrungsmitteln. Purine sind Zellkerneiweiße (Nukleinsäuren), die umso mehr in einem Nahrungsmittel enthalten sind, je mehr Zellkerne das Nahrungsmittel enthält. Generell ist die Zellkerndichte in tierischen Nahrungsmitteln größer als in pflanzlichen Nahrungsmitteln. Das bedeutet, dass alle tierischen Nahrungsmittel in der Regel wesentlich mehr Purine enthalten als pflanzliche Nahrungsmittel. Menschen mit erhöhten Harnsäurewerten, deren Folge die Krankheiten des rheumatischen Formenkreises bis hin zur Gicht sind, profitieren daher davon, wenn sie ihre Ernährung auf pflanzliche Ernährung umstellen.

Harnsäure ist kein Gift. Sie entsteht auch in größeren Mengen im natürlichen Körperstoffwechsel und wird über die Niere ausgeschieden. Probleme entstehen nur dann, wenn durch die aufgenommene Nahrung zu viele Purine zugeführt werden. Diese zusätzlich im Körper entstehende Harnsäure verschiebt auch den pH-Wert des Bluts, der aber in den engen Grenzen 7,35 bis 7,45 konstant gehalten werden muss. Kalzium ist hier ein wichtiges Hilfsmittel. Wenn es bei diesen Steuerungen im Körper eng wird, benutzt er das Kalzium, das eigentlich für den Aufbau der Knochen vorgesehen ist. Die Folge: Osteoporose kann entstehen.[y]

Weniger tierische, mehr pflanzliche Produkte

Alle pflanzlichen Produkte enthalten Ballast- bzw. Faserstoffe. Das sind unverdauliche Kohlenhydratverbindungen, die keine Energie liefern, aber trotzdem für viele physiologische Vorgänge in unserem Körper äußerst wichtig sind. Auch sie sind essenziell. Ballaststoffe tragen zur Sättigung beim Essen bei. Alle tierischen Produkte enthalten keine Ballaststoffe. Wenn wir diese Zusammenhänge nun auf die Zufuhr beim Beispiel der Eiweiße anwenden, dann ergibt sich folgendes Ergebnis: Fleisch enthält je nach Fettgehalt 14–18 % tierisches Eiweiß, Getreide enthält etwa 12–14 % pflanzliches Eiweiß. Wenn wir uns an einem Schnitzel satt essen, dann können wir durchaus auf 150–200 g Schnitzel kommen. Wir haben bei dieser Mahlzeit dann ca. 30 g tierisches Eiweiß zu uns genommen.

■ Ob wir uns satt fühlen oder nicht, hängt wesentlich vom Ballaststoffgehalt des verzehrten Lebensmittels ab. ■

Wenn wir stattdessen knusprige Getreidebratlinge verspeisen, dann können wir dabei höchstens 75 g Getreide essen. Das entspricht einer Eiweißmenge von 11 g (rein pflanzlich), also nur etwa einem Drittel der Menge, die wir bei der Fleischmahlzeit aufgenommen haben. Durch die im Getreide enthaltenen Ballaststoffe fühlen wir uns trotzdem gut gesättigt (siehe auch Seite 132).

---

y   Diese Zusammenhänge habe ich detailliert in meinem Buch „Trinkwasser und Säure-Basen-Balance" (NaturaViva, 2009) beschrieben.

Empfehlung zu eiweißreichen Lebensmitteln

Der Eiweißkonsum liegt im Durchschnitt doppelt so hoch wie empfohlen.[36] Es sollte daher angestrebt werden, den Eiweißverbrauch zu reduzieren. Dies kann am leichtesten durch eine Bevorzugung ballaststoffreicher Nahrungsmittel erreicht werden, wie sie bei Getreide und Hülsenfrüchten zu finden sind. Fleisch und Fleischerzeugnisse enthalten praktisch keine Ballaststoffe und können daher aufgrund der geringen Sättigungswirkung in größeren Mengen verzehrt werden. Dies ist mit einer hohen Eiweißaufnahme verbunden und zusätzlich mit der erhöhten Zufuhr von unerwünschten Begleitstoffen wie gesättigten Fettsäuren, Cholesterin, Purin und anderen.

■ Es ist sinvoll, den Eiweißkonsum zugunsten einer ballaststoffreichen, pflanzlichen Ernährung deutlich zu reduzieren. ■

Empfehlungen für eine Ernährungsumstellung analog der Gießener Formel (Definition der Vollwert-Ernährung):[36]
▷ Milchverbrauch auf etwa ½ l pro Tag beschränken
▷ 1–2 Eier pro Woche
▷ 1 Fischmahlzeit pro Woche
▷ 1–2 Fleischmahlzeiten pro Woche
▷ 30–50 % Frischkostanteil pro Mahlzeit
▷ schonende Verarbeitung der Lebensmittel
▷ Herkunft der Lebensmittel aus kontrolliert ökologischem Anbau
▷ Lebensmittel ohne Zusatzstoffe verwenden

Diese kurzen Informationen sollen bei der Suche nach einer sinnvollen vollwertigen, genussvollen und trotzdem nachhaltig gesundheitsfördernden Ernährung und Esskultur helfen. Sie können auch noch einen Schritt weitergehen und ganz auf Fleisch und Fisch verzichten, denn auch dann befinden Sie sich noch im vollwertigen Bereich und sind mit allen wichtigen Nährstoffen gut versorgt. Fasten kann auch hier einen Impuls zur Änderung geben.

Wenn Sie sich hier also etwas vornehmen, dann gehen Sie in kleinen Schritten vor und streben Sie das Erreichen von Teilzielen an, die Sie sich inhaltlich und zeitlich genau beschreiben. Nach Erreichen der ersten Stufe kommt dann die zweite usw. Es hat keinen Sinn, alles auf einmal stemmen zu wollen. Keiner ist perfekt! Eine gute Einführung kann hier die im Folgenden beschriebene typgerechte Ernährung geben. Die ab Seite 50 ff. beschriebenen Aufbaurezepte nach dem Fasten bieten für sieben Tage die richtige Kost, um dem Körper nach dem Fasten eine optimale Umstellung zu ermöglichen.

Typgerechte Ernährung

Der Wissenschaft ist es im Falle der Vollwert-Ernährung weitgehend gelungen, Zusammenhänge zwischen Ernährung und gesundheitlichem Wohlbefinden für die Praxis umsetzbar darzulegen. Dennoch können diese Empfehlungen nicht immer und auf jeden Menschen übertragen werden. Vielmehr ist es wichtig, die Individualität zu berücksichtigen. Dies bedeutet, die Erkenntnisse über eine gesunde Ernährung vom Allgemeinen auf das Spezielle zu übertragen. Ein Ansatzpunkt bei der *typgerechten Ernährung* ist, die persönlichen Ausprägungen mittels eines Fragebogens zu ermitteln und darauf basierend die individuelle Ernährungsform zu finden. Bei der Ermittlung des „Typs" werden Kenntnisse der Konstitutionslehre zugrundegelegt.[12, 63]

Im Folgenden sind die drei wesentlichen Typen mit den entsprechenden Ernährungsempfehlungen stichpunktartig dargestellt.[z] Es gibt den *Empfindungstyp*, den *Bewegungstyp* und den *Entspannungstyp*.

■ Je individueller die Ernährung auf die besonderen Bedürfnisse des Einzelnen zugeschnitten ist, desto besser kann der Oragnismus mit der ihm dargebotenen Nahrung umgehen. ■

Charakteristik: feingliedriger Körperbau, schlank bis untergewichtig. Unregelmäßiger Appetit. Schnell und impulsiv handelnd. Begeisterungsfähig, lebhaft, ideenreich. Leicht erregbar, wechselnde Gemütslagen. Greift schnell Informationen auf, vergisst sie aber schnell wieder. Neigt zu Besorgnis und Nervosität. Geistige und körperliche Energie kommt in Schüben. Ernährungsempfehlungen: Warme Speisen (Getreidebreie, Suppen, Gemüse), feine Brote, Speisen mit Sahne verfeinert. (Quarkspeisen, Pudding, Pürees). Braucht zum Essen Ruhe und schönes Ambiente.

■ **Empfindungstyp**

---

z Buchtipp: „Typgerechte Ernährung" von Marlis Weber und Bernd Küllenberg (überarbeitete Neuauflage in Vorbereitung, Näheres erfahren Sie über unseren Leserservice in der NaturaViva Verlags GmbH, Pf. 1203, 71256 Weil der Stadt/ Deutschland, Telefon +49 (0)7033 1380816). Zudem bietet die Akademie Gesundes Leben (www.akademie-gesundes-leben.de) Seminare zu diesem Thema an.

■ **Bewegungstyp** Charakteristik: mittlerer, wohlproportionierter Körperbau. Starker Hunger und Durst, gute Verdauung, scharfer Verstand, zielstrebig, gute Führungseigenschaften, sucht Herausforderungen, wird leicht ungeduldig und neigt zu Zornesausbrüchen. Ernährungsempfehlungen: Frischkost, Frischkornbrei, kräftige Brotsorten, pikante Gerichte, Eintöpfe, grobes Gemüse wie z. B. Kohlarten, Linsen, Bohnen.

■ **Entspannungstyp** Charakteristik: kraftvoller Körperbau, langsame Bewegungen, nimmt Neues langsam auf, brütet lange über Entscheidungen, gutes Langzeitgedächtnis, liebevoll, liebt gutes Essen und leidet deshalb oft an Übergewicht. Ernährungsempfehlungen: viel Frischkost, Verzehr von kalorienreichen Speisen (Süßspeisen, fette Speisen) einschränken.

Wer sich für dieses spannende Thema näher interessiert, findet in den im Literaturverzeichnis genannten Büchern sehr detaillierte Empfehlungen,[12, 63] aufgeteilt nach den verschiedenen Mahlzeiten (Frühstück, Mittagessen und Abendbrot). Für viele, die sich vornahmen, an ihren Ernährungsgewohnheiten etwas zu ändern, war die typgerechte Ernährung eine große Hilfe.

Der Säure-Basen-Haushalt

Die Erkenntnis, dass das Verhältnis von Säuren und Basen in unserem Körper, im Gewebe, in den Organen und Zellen Einfluss auf unser Wohlbefinden hat, reicht bis in die frühe Antike und erhält heute auch in der üblichen Medizin mehr und mehr Gewicht. In der Vergangenheit schloss die Schulmedizin aus der Tatsache, dass der Körper den ph-Wert des Bluts in ganz engen Grenzen konstant hält, dass es egal sei, wie wir unseren Körper ernähren und behandeln. Die Naturheilkunde stellt dagegen die Frage, wie der Körper diese konstanten Werte im Blut schafft, und blickt hinter die Kulissen. Die hierbei wirkenden Mechanismen zeigen, dass viele unserer Zivilisationskrankheiten ihre wesentliche Ursache dort haben.[aa]

[aa] In meiner Buchveröffentlichung „Trinkwasser und Säure-Basen-Balance" (NaturaViva, 2009) werden die hier stichwortartig genannten Zusammenhänge genauer beschrieben.

■ Die Theorie

Säuren sind Verbindungen, die Wasserstoffionen (Protonen H+) abgeben. Basen (Laugen) sind Verbindungen, die Protonen aufnehmen. Puffer sind Verbindungen, die sowohl Wasserstoffionen abgeben als auch aufnehmen können.

Die Maßzahl für ein saures oder basisches Milieu ist der sogenannte pH-Wert:
0–6,9 bedeutet sauer
7 bedeutet neutral
7,1–14 bedeutet basisch

Der pH-Wert ist definiert als der negative Exponent der Wasserstoffionenkonzentration. Das bedeutet, dass im sauren Bereich ein Überschuss an H-Ionen vorhanden ist, im basischen Bereich ein Überschuss an OH-Ionen. Ist die Anzahl der H- und OH-Ionen gleich, befinden wir uns im neutralen Bereich.

Der pH-Wert ist in verschiedenen Körperbereichen unterschiedlich:
Blut (7,35–7,45; eng begrenzt)
Magensaft/Magensäure (1–3)
Speichel (7,1)
Urin (5–7,5, der aber nur etwas über die Ausscheidung von Säuren und Basen aussagt)

Die Einhaltung der in den verschiedenen Körperregionen vorhandenen pH-Werte ist schon deshalb wichtig, weil die jeweils dort aktiven Enzyme ihre größte Aktivität nur entfalten können, wenn sie das richtige pH-Milieu vorfinden. Werden diese Werte nicht eingehalten, treten Störungen in den biochemischen Prozessen des Körpers auf.
Symptome sind gewissermaßen Signale unseres Körpers, die auf ein gestörtes Säure-Basen-Gleichgewicht hinweisen können. Ich unterteile sie in drei Bereiche: Störungen, Beschwerden und Krankheiten.[37]

■ Störungen im Säure-Basen-Gleichgewicht führen zu den unterschiedlichsten gesundheitlichen Beeinträchtigungen. ■

■ Störungen

Zu dieser Gruppe zählen Auffälligkeiten wie:
▷ immer wieder auftretende Blähungen
▷ wiederholt auftretende Verstopfungen oder auch Durchfall
▷ Magenbrennen und Erbrechen
▷ Sodbrennen
▷ Schluckauf
▷ Darmentzündungen
▷ Hämorrhoiden und Einrisse im Darmausgang
▷ chronische Abgeschlagenheit und Müdigkeit
▷ häufige Kopfschmerzen (auch der Wetterempfindlichkeit zugeschriebene Kopfschmerzen)
▷ Gliederschmerzen
▷ gehäufte Infektionen

■ Unser Körper hat diverse Signale, um uns zu verstehen zu geben, dass etwas nicht stimmt. ■

All diese Störungen sind noch kein Ärgernis, sondern willkommene Fingerzeige des Körpers mit der Aufforderung, nach ihren Ursachen zu suchen und Änderungen in Form von besseren Voraussetzungen für unseren Körper zu schaffen. Hören wir nicht auf sie, so bringt uns die schleichende Weiterentwicklung der Symptome in den zweiten Bereich, zu den Beschwerden.

■ Beschwerden

Hierunter können zusammengefasst werden:
▷ ein geschwächtes Immunsystem und daraus folgende ständige Erkältungskrankheiten oder anhaltende Infektionen
▷ brüchige Fingernägel und/oder ständiger Nagelpilz
▷ blasse und fahle Haut, chronische Hautentzündungen bis hin zu Hauteiterungen
▷ chronisches Hautjucken oder auch Hautquaddeln
▷ chronisches Zahnfleischbluten oder Parodontitis bis hin zu Karies
▷ Verdauungsstörungen mit Darmträgheit oder chronische Darmreizungen und Blähungen
▷ ständig saures Aufstoßen oder Magenschleimhautreizungen
▷ Hefepilzerkrankungen im Mund- oder Magen-Darm-Trakt (Candica Albicans)

▷ ständig kalte Füße und/oder Hände
▷ ständige Kopfschmerzen oder Migräne
▷ Muskelverhärtungen oder Verspannungen vor allem im
   Bereich der Nacken-, Schulter- und Rückenmuskulatur
▷ stark überlastetes Nervensystem, leichte Reizbarkeit und
   Ermüdbarkeit, Antriebslosigkeit
▷ hohe Schmerzempfindlichkeit der Haut und des Körpers

■ Werden bei Beschwerden nicht deren Ursache, sondern nur ihre Symptome behandelt, führen sie langfristig zu ernsthaften Krankheiten. ■

Wenn wir auch diesen Beschwerden nur mit Symptombekämpfung (Medikamenteneinnahme ohne Ernährungs- und Lebensumstellung) entgegentreten und nicht ihre Ursache beseitigen, bewegen wir uns weiter in Richtung der dritten Gruppe, zu den Erkrankungen.

■ Erkrankungen

Hierzu zählen alle uns bekannten Zivilisationskrankheiten, die sich besonders seit den 1950er-Jahren als ernährungsabhängige Krankheiten in erschreckendem Ausmaß entwickelt haben:
▷ Gicht
▷ Allergien
▷ Blutgefäßbelastungen und Arterienverkalkung
▷ Diabetes mellitus
▷ Bindegewebserkrankungen
▷ Osteoporose
▷ Rheuma
▷ Neurodermitis
▷ Krebserkrankungen
▷ Herzinfarkt
▷ Gallen- und Nierensteine
▷ Magen- und Darmgeschwüre
▷ chronische Schmerzzustände, für die auch nach intensiven
   diagnostischen Vorgehen keine Ursachen gefunden werden
   können

Die Naturheilkunde geht davon aus, dass diese Krankheitsbilder eng mit der Frage des Säure-Basen-Gleichgewichts im Körper zusammenhängen. Diese Erkenntnis wird durch viele Forschungsergebnisse bekräftigt, die in Untersuchungen mit Betroffenen zeigten, dass die Risikofaktoren für diese Krankheiten bei Umstellung der Ernährung in Richtung einer basisch ausgeprägten Kost in bemerkenswerter Weise positiv beeinflusst werden können.[37, 61] Die Ernährungswissenschaft empfiehlt bereits heute eine abwechslungsreiche, genussreiche Vollwert-Ernährung als gesundheitsfördernd, obwohl sie sich mit der Lehre vom Säure-Basen-Gleichgewicht noch nicht identifiziert. Fest steht, dass eine solche Vollwert-Ernährung auf jeden Fall wesentlich basischer ausgerichtet ist als die heutzutage in der breiten Bevölkerung übliche Ernährung.

■ Maßnahmen für ein ausgeglichenes Säure-Basen-Gleichgewicht

■ Lunge Bewegungstraining je nach individueller Konstitution und Neigung
Atemübungen

■ Leber maßvoller Einsatz von Genussmitteln und Medikamenten
Leberkur: Leberwickel, Molke, Lezithin, Mariendistel, Artischocke

■ Niere 1 ½–2 l Wasser pro Tag trinken
Phytotherapie: Brennnessel, Löwenzahn, Orthosiphon, Goldrute

■ Haut Bürstenmassage, Wassseranwendungen nach Kneipp, Dampfbad, Sauna, basisch wirkende Waschlotionen

■ Darm genügend Ballaststoffe und Flüssigkeit
milchsaure Lebensmittel
gegebenenfalls Symbioselenkung

■ Fasten Balance-Fasten und Fasten für Gesunde nach Buchinger/Lützner
Saftfastenkur
Molkefastenkur
Entlastungstage

Schwerpunkt auf Obst, Gemüse, Vollkorn, Pflanzenöle, Nüsse, Samen (pflanzliche Nahrung)
Fleisch, Fisch, Käse nur als kleine Beilage
Essgewohnheiten überprüfen
„Basenfasten nach Wacker" (basenbetonte Reduktionskur)

■ **Individuelle typgerechte Vollwert-Ernährung**

Techniken zur Stressbewältigung, z.B. Autogenes Training, Yoga, Fantasie- und Körperreisen
Gedankenhygiene: „Was denke ich? Wie denke ich? Wie können mich meine Gedanken positiv unterstützen?"
Jeden Tag eine gute Tat – für andere und für mich.
Phytotherapie: Ginseng, Johanniskraut, Passionsblume
mein „Wohlfühl-Arzneischrank", „Was tut mir gut?"
meditative Elemente in den Alltag einbauen, z.B. Teezeremonie

■ **Psyche**

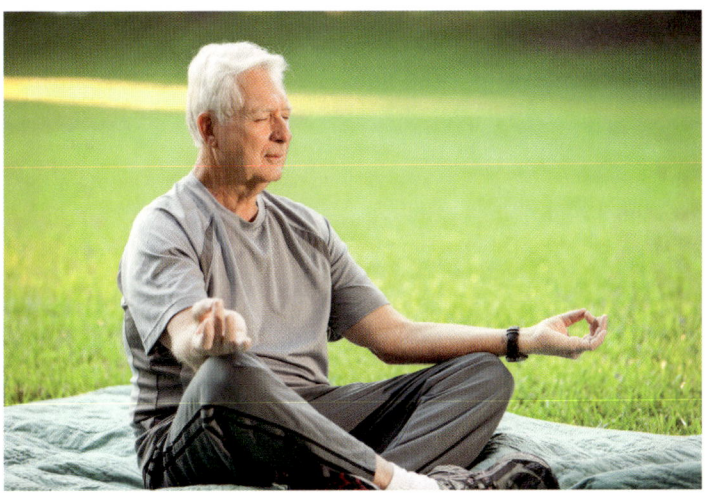

■ Yoga oder andere Entspannungstechniken helfen, Stress besser zu begegnen und somit auf geistig-seelischer Ebene für Ausgleich zu sorgen. ■

Neben einer Einstellung der Ernährung auf Typgerechte Vollwert-Ernährung sind regelmäßig unternommene Fastenzeiten (ca. zwei- bis dreimal im Jahr) für die Erreichung des Säure-Basen

Fastenerlebnisse

Geschichten, die das Fasten schuf

In den hunderten von Fastenkursen, die ich seit 1985 durchführe, gab es viele glückliche, erheiternde und tiefgehende Erlebnisse und Erfahrungen, von denen im Folgenden eine Auswahl widergegeben wird.

Fasten und Wandern mit Lama

Bei der Anmeldung einer Interessentin zu einem Wander-Fasten-Seminar fragte diese, ob sie ihr Lama mitbringen könne, das auch die Wanderungen mitmachen würde. Sie würde das Tier nicht mit aufs Zimmer nehmen wollen, sondern käme mit einem Wagen, in dem das Tier während dieser Zeit untergebracht sei.

Nach Klärung einiger weiterer Fragen stimmte ich der Teilnahme zu, wobei das Lama nicht mitfastete, und ich stellte mich auf neue Erfahrungen einer solchen Fastenwanderung ein, die dann auch der ganzen Gruppe geboten wurden.

Wir waren sehr schnell in der ganzen zu erwandernden Gegend eine Attraktion, die sich herumsprach. Das Lama lief bei den Wanderungen immer mit und wir hatten alle unseren Spaß und Freude daran. Nur einmal gab es echte Probleme. Wir hatten einen kleinen Bachlauf zu überqueren und es war keine Mühe für uns, durch einen etwas größeren Schritt auf die andere Seite des Baches zu gelangen. Auch für das Lama dürfte dies, so dachten wir, kein Problem sein. Dieses jedoch blieb vor dem Bach stehen und weigerte sich weiterzugehen. Die Besitzerin forderte es auf, den Bach zu überschreiten, und versuchte, es an der Leine herüberzuziehen. Das Lama jedoch weigerte sich und begann Schaum um seinen Mund zu sammeln und jeder weiß, dass es dann nicht mehr weit ist, bis so ein Tier einen anspuckt. Die Besitzerin forderte uns auf, weiterzugehen, sie würde das mit dem Lama schon schaffen, über den Bach zu kommen. Des Rätsels Lösung: Der Bach floss lieblich plätschernd seines Weges, was das Lama aber –wie uns Menschen manchmal auch – dazu anregte, seine kleine Notdurft zu erledigen. Anscheinend war ihm die Anwesenheit so vieler Menschen dabei unangenehm... Danach wanderte auch das Lama ungehindert über den Bach weiter und gehörte mit seiner Besitzerin bald wieder zu unserer Gruppe.

Würstchen in der Flasche

Diese Geschichte ereignete sich in der von Dr. Hellmut Lützner seinerzeit geleiteten Kurparkklinik am Bodensee, in die viele Patienten von der Krankenkasse geschickt wurden und unter einem gewissen Fastenzwang standen. Während des Fastens wird den Fastenden nach der Mittagsbrühe zur Unterstützung der Leber ein Leberwickel empfohlen, bei dem eine Wärmflasche in ein feuchtes Tuch gewickelt und auf den Leberbereich aufgelegt wird. Diese Wärmflaschen werden anschließend vom Personal eingesammelt und für den nächsten Tag entleert. Eine dieser Wärmflaschen weigerte sich, das in ihr enthaltene Wasser ungehindert wieder abzugeben.

Bei genauerer Untersuchung kam ein Würstchen zutage, das irgendwie in die Wärmflasche gelangt war. Der zur Wärmflasche gehörende Patient nahm das Fasten nicht so ernst und hatte Gelüste nach einem Würstchen, was natürlich besser schmeckt, wenn es warm ist. Daher steckte er es in die Wärmflasche, hatte dabei aber nicht bedacht, dass sich aufgrund physikalischer Gesetze auch dieses Würstchen ausdehnt und dadurch einen größeren Durchmesser bekommt. Es passte schlicht und ergreifend beim Herausholen nicht mehr durch die Öffnung der Flasche. Vorbei war's mit der Geheimhaltung...

Eine schwarze Fastenzunge

Der Körper nutzt für die Ausscheidung von Stoffwechselendprodukten beim Fasten auch alle Schleimhäute. Dazu gehört auch der Mund- und Zungenbereich, was sich dadurch ausdrückt, dass wir besonders morgens eventuell eine belegte Zunge haben (s. auch Seite 78). Dieser Zungenbelag kann die verschiedensten Farben haben. Wir beobachten grau belegte Zungen, weiß belegte, auch bunt belegte Zungen, die wie Landkarten aussehen. Besonders erstaunt waren wir bei einer schwarz belegten Zunge, die Dr. Hellmut Lützner beobachten konnte. Die Neugier, welche Stoffe der Körper in diesem Fall über die Zunge ausscheidet, war so groß, das man einen Abstrich dieser Zunge analysierte. Das Ergebnis war erschütternd: Es handelte sich bei diesen Ausscheidungen um schwarze Schuhcreme! Die fastende Frau arbeitete in einer Schuhfabrik und färbte schwarze Schuhe. Sie hat die in der Arbeitsluft befindlichen Aerosole über die Atmung aufgenommen, sodass diese Stoffe über die Lunge ins Blut diffundierten, der Körper sie aber nicht gleich wieder ausscheiden konnte und so im Bindegewebe deponierte.

Während des Fastens hatte der Körper wieder Kapazitäten frei, um solche störenden Ablagerungen exogenen (von außen stammenden) Ursprungs wieder abzugeben. Er tat das bei dieser Frau drei Tage lang. Hieraus ist ersichtlich, dass der Körper selektiv ausscheidet, nämlich zunächst die Stoffe, die ihn am meisten stören. Er gibt auf der anderen

Seite nichts ab, was er noch benötigt, denn das Regime der Ausscheidung ist gewissermaßen hierarchisch: zunächst das am meisten Störende und dann das immer weniger Störende.

Der Ausschlag des Priesters

Ein junger Priester aus der Schweiz machte bei uns die Fastenleiterausbildung. Zu dieser Ausbildung gehört auch die Praxis einer einwöchigen Fastenzeit, die unter Anleitung von uns Ausbildern durchgeführt wird. Er erlebte die Fastenzeit ohne Komplikationen und sehr positiv, aber gegen Ende bekam er am rechten Arm einen auffälligen und nassen Ausschlag. Er war in seiner Freizeit begeisterter Radfahrer und hatte vor ein paar Jahren einen Unfall auf einer Schotterfahrbahn. Dabei riss er sich den Arm auf und konnte nach der Ausheilung überall grau durchscheinende Einschlüsse unter der Haut beobachten, über die er sich nicht gerade freute. Die jetzt am Ende der Fastenzeit eingetretene Entzündung heilte nach zwei Tagen wieder aus – mit dem Erfolg, dass sämtliche Einschlüsse verschwunden waren und der rechte Arm wieder eine makellose Haut ohne irgendwelche Narben und Rückstände aufwies. Auch hier schied der Körper aus, was ihn belastete.

Die gleiche Erfahrung machte eine schon ältere Frau in einem von mir angebotenen Fastenkurs. Auch sie hatte solche durch einen Fahrradsturz verursachten Einschlüsse am linken Oberschenkel, die ebenfalls nach einer einwöchigen Fastenzeit (Fasten und Radfahren) verschwanden, ohne irgendwelche sichtbaren Hautveränderungen zurückzulassen.

Die Prinzessin wollte es nicht glauben

Bei der Vorstellungsrunde eines Fastenseminars fiel eine Teilnehmerin auf, die gleich zu Beginn ihren Unmut darüber äußerte, dass dieses Fastenseminar nur eine Woche dauere. Es ergäbe überhaupt keinen Sinn, sie würde sonst immer 14 Tage fasten und dabei immerhin 4–5 kg abnehmen. Auf meine Frage, warum sie sich überhaupt zu diesem Seminar angemeldet habe, wo sie doch wusste, dass es nur eine Woche dauere, bekam ich als Antwort: „Ich wollte einfach mal sehen, wie Sie das machen." Als ich sie fragte, wie sie denn diese 14-tägigen Fastenzeiten verbrachte, teilte sie uns mit, dass sie es sich immer sehr gemütlich einrichte, ein gutes Buch kaufe und dieses dann während der Fastenzeit im Liegestuhl lese, da sie ja wenig Energie zugeführt bekäme und sich insofern auch nicht sehr anstrengen könnte. Sie fühlte sich während dieser Zeit immer ziemlich schlapp, würde es aber machen, weil sie dabei deutlich an Gewicht verlöre und auch das Gefühl hätte, dass sie dadurch einige belastende Schlacken des Körpers loswerde. Ich bat sie, bei diesem Kurs möglichst an allen Programmpunkten teilzunehmen, und sagte ihr voraus, dass sie auch bei diesem einwöchigen Kurs auf ihre 4–5 kg kommen würde, sich dabei aber frisch und in keiner Weise schlapp fühlen würde. Das konnte sie sich nicht vorstellen. Da diese Teilnehmerin praktisch jeden Tag in neuer Garderobe wie bei einer Modenschau erschien, hatte sie sehr schnell den Spitznamen Prinzessin. Sie hielt sich während des Kurses an meine Bitte, sich in den Kurs einzufügen und alle Programmpunkte mitzumachen. Am Schluss der Woche war sie in jeder Weise überrascht und dankbar für die Erfahrung: Sie hatte tatsächlich fünf Kilo abgenommen, sich die ganze Zeit sehr wohlgefühlt und war dabei immer leistungsfähig und gut gelaunt.

Fasten und Kranichflug

Es war bereits das zehnte Mal, dass ich zusammen mit dem Augentrainer Wolfgang Hätscher-Rosenbauer ein Fastenseminar mit Sehtraining[30] und einem Naturerlebnis-Schwerpunkt durchführte. Höhepunkte dieser Seminare sind einmal die Beobachtung der Hirschbrunft und der zu dieser Zeit gen Süden ziehenden Kraniche. Auf dem Darß, wo dieses Seminar stattfindet, befinden sich dann ca. 50 000 Kraniche, deren täglicher Rückflug in die Boddenseelandschaft staunend beobachtet werden kann.

Natürlich geht dies nur bei gutem Wetter und einer günstigen Windrichtung. Bei diesem Mal hatten wir Pech und bis zum vorletzten Tag des Seminars noch keinen Kranich gesehen. Die Teilnehmer wurden unzufrieden, weil sie sich ganz besonders auf dieses Erlebnis gefreut hatten. Es regnete fast jeden Tag. Am vorletzten Tag beschlossen wir trotzdem, eine größere Naturwanderung mit dem dort ansässigen Naturführer Gerd

Wolf zu machen. Gegen 17 Uhr kamen wir, immer noch mit Regencapes bekleidet, aber bei aufklarendem Himmel, zu unserem Hotel zurück. Mir war klar, dass sich die Bedingungen für Kranichbeobachtungen sowohl von der Windrichtung als auch vom aufklarenden Abendhimmel her optimal gestalten würden. Bei einer kurzen Abklärung mit den Teilnehmern kamen wir zu dem Schluss, ohne vorheriges Duschen und ohne Einnahme unseres „Abendbrots" (warme Gemüsebrühe) uns auf die Räder zu schwingen und 15 Kilometer zu den von der Windrichtung abhängigen Stellen zu fahren, um die Kraniche zu beobachten. Wir erlebten ein grandioses Schauspiel bei zauberhaftem Abendrot, aus dem die Kraniche uns entgegenflogen. Es herrschte ein steifer Ostwind, wodurch die Kraniche gezwungen waren, sehr niedrig zu fliegen, weil hier die Windgeschwindigkeit niedriger ist als in größeren Höhen. Trotzdem kamen sie kaum vorwärts, sodass wir sie wunderbar fast stehend über uns aus nächster Nähe beobachten konnten. Erst im Dunkeln fuhren wir die 15 Kilometer wieder zurück und genossen dann im Hotel angekommen, eine warme Dusche und anschließend, wenn auch etwas spät, unsere leckere Gemüsebrühe.

Auch an diesem Beispiel wird klar, zu welcher Leistung der Körper beim Fasten in der Lage ist. Vor der 30-Kilometer-Radtour zu den Kranichen hatten wir bereits eine sechsstündige Tageswanderung hinter uns. Es machte keiner schlapp, allen ging es gut und jeder war glücklich über den erlebnisreichen, schönen Tag.

Eine 84-Jährige will die Erfahrung des Fastens machen

Eine Frau meldete sich per Telefon zu einem Fastenkurs an. Ich fragte, ob sie gesund sei (ja), ob sie Übergewicht habe (nein) und ich fragte nach ihrem Alter (84 Jahre). Die Grenze beim Fasten für Gesunde setzen wir im Allgemeinen auf 65 Jahre fest. Ich lehnte daher ihre Teilnahme ab und empfahl ihr, eventuell in einer Klinik unter ärztlicher Aufsicht zu fasten, da mir bei diesem Alter das Risiko zu groß war. Das habe sie jetzt schon öfters gehört und sie bitte dringend, dass sie bei mir fasten dürfe. Ich fragte, wie sie auf mich komme, und sie antwortete, dass ihr nach so vielen Fehlversuchen empfohlen worden sei, mit mir als Fastenleiter und -ausbilder Kontakt aufzunehmen. Es ergab sich ein sehr eindrückliches Gespräch und als ich schließlich noch einmal fragte, weswegen sie denn eigentlich fasten wolle, bekam ich die Antwort: *„Ich habe schon so viel in meinem Leben erlebt und bin auch glücklich mit meinem Leben, möchte aber die Erfahrung einer solchen Fastenwoche in die andere Welt mitnehmen."* Das beeindruckte mich sehr. Als ich immer noch ablehnend sagte, dass ich sie ja gar nicht kenne und das Risiko wirklich nicht abschätzen könne (sie lebte in der Nähe von Köln, ich war damals in Stuttgart), sagte sie mir, dass sie bereit wäre, nach Stuttgart zu kommen, um sich vorzustellen. Wir trafen aus am

Bahnhof und setzten uns gemütlich in ein Café. Ich gebe zu, ich habe selten eine so vitale, in jeder Weise gesund aussehende Frau mit so geistiger Frische kennengelernt. Sie wirkte durchtrainiert und erzählte mir, dass sie jeden Morgen das Programm der Fünf Tibeter als körperliche und geistige Übung durchführe. Die Frau war überglücklich, als ich ihr mitteilte, dass sie mitfasten könne.

Bei unseren Wanderungen lief sie stets leichtfüßig und gut gelaunt – wie eine junge Göttin – meist vorneweg, ohne sich ständig zu unterhalten. Sie hatte keinerlei Probleme während der ganzen Zeit des Fastens und als wir am Schluss der Woche eine Gesprächsrunde machten, sagte sie: *„Ich habe in dieser Woche viele, viele intensive Erlebnisse mit mir gehabt, wie ich es kaum erwartet habe. Sie waren so komprimiert, wie ich sie über lange Episoden meines Lebens nicht kannte. Ich bin glücklich und dankbar dafür, dass mir diese Gelegenheit noch gegeben wurde."*

Eine 30-jährige Teilnehmerin dieses Fastenseminares sagte bei dieser Abschlussbesprechung, dass sie sich für ihr Leben vorgenommen habe, nicht alt zu werden, weil sie niemandem zur Last fallen und kein Pflegefall werden wolle. Dies sagte sie, obwohl sie zwei Kinder großzog. Das Erlebnis mit der 84-Jährigen habe sie aber den Entschluss fassen lassen, dass diese Frau für ihr weiteres Leben ein Vorbild sein solle und sie sich vornehme, durch eigene Aktivität gleiches zu erreichen.

Er konnte es nicht glauben

Zu einem Fastenkurs im Taunus mit ausführlichem Wanderprogramm meldete sich bei mir ein Mann an mit einer Körpergröße von 1,98 Meter und einem Gewicht von 68 kg. Mit einem BMI[r] von 17,3 (68 : 1,98²) war er also eindeutig stark untergewichtig. Ich fragte ihn, warum er fasten wolle. Seine Antwort: Das sage ich ihnen später! Meine Frage nach irgendwelchen Krankheiten beantwortete er eindeutig mit nein. Ich hatte Bedenken wegen des Eiweißmangels und fragte nach seinen Lebens- und Essgewohnheiten. Es stellte sich heraus, dass dieser Mann passionierter Jäger ist und reichlich Wild auf seinem Speisezettel hat, daher dachte ich an eine Verschiebung des Säure-Basen-Gleichgewichts.

Nach weiteren intensiven Gesprächen ließ ich den Herrn unter der Bedingung, dass wir in beiden Richtungen sehr offen miteinander umgehen, mitfasten. Es ging ihm während der gesamten Fastenzeit sehr gut, er hatte keine Unpässlichkeiten oder gar Krisen und lief mit seinen langen Beinen bei allen Wanderungen immer voraus, ohne die geringsten Anzeichen von Schwäche. Am vierten Fastentag enthüllte er vor der gesamten Gruppe sein Geheimnis: Der Grund für sein Fasten war, dass seine Frau regelmäßig in einer Gruppe fastete und stets begeistert war. Das schien für ihn unmöglich. Wenn er ein-

mal eine Mahlzeit ausließ, bekam er einen riesigen Kohldampf und wurde schwach. Das, was die Frau da machte und ihm erzählte, konnte einfach nicht stimmen und er befürchtete, dass hinter dieser ganzen Sache eine Sekte stecke. Er wollte es nun ganz genau wissen und am eigenen Körper erfahren. Am vierten Tag war er überzeugt: Es ging ihm gut, er hatte keinen Hunger, er war nicht schlapp, sondern voll leistungsfähig und auffallend klar im Kopf. Als ich am Anfang vor der Gruppe den Ablauf des Fastens beschrieb und über die zu erwartenden Folgen sprach, hatte er den Eindruck, dass da vorne seine Frau säße, die ihm auch hier diesen ganzen Unsinn, wie er meinte, erzählte. Heute ist er überzeugt und hat einiges in seinem Leben geändert. Er kam zwischenzeitlich noch mehrmals zu solchen Fastenseminaren. Fasten kann man sich nicht erzählen lassen, man muss es selber ausprobieren und erleben!

So kann es gehen: Kaffee beim Fasten.

Drei junge Freundinnen, alle Mitte 20, hatten sich bei mir zu einem Fastenkurs angemeldet und machten emsig und bestens gelaunt mit. Als wir mal wieder eine größere Wanderung unternehmen wollten, fragten sie, ob sie dieses Mal zurückbleiben dürften, weil sie einfach mal einen Stadtbummel machen wollten. Natürlich ist so etwas möglich und ich gab ihnen noch die Empfehlung mit, bitte keinen Kaffee zu trinken. Als wir von der Wanderung zurückkamen, wurde ich sofort von der Rezeption gebeten, nach den drei Frauen auf ih-

---

r Der Body-Mass-Index, auch Körpermasse-Index, berechnet sich aus dem Körpergewicht geteilt durch die Körpergröße im Quadrat (siehe Seite 143).

rem Zimmer zu schauen. Die Leiterin des Hauses, die Servicedame und der Hausmeister seien schon oben und man überlege, den Notarzt zu holen, da eine der Frauen bewusstlos im Bett läge. Ich nahm mir einige Utensilien mit und betrat das Zimmer: ernste Gesichter und eine der drei lag mit Starrkrampf abwesend im Bett. Ich setze mich auf die Bettkante und legte meine Hand auf ihr Handgelenk, um den Puls zu spüren. Allein durch diese Berührung bemerkte ich, dass der Krampf nachließ, und ich war sicher, dass sie nach kurzer Zeit wieder ansprechbar wäre. So geschah es auch und ich bat sie dann, zunächst einmal etwas Tee mit Honig zu trinken, um den Zuckerspiegel in ihrem Körper zu stabilisieren. Als sie wieder voll bei Bewusstsein war, fragte ich: „Wie hat denn der Kaffee geschmeckt?" Ihre Antwort: „Woher wissen Sie das?" „Aufgrund Ihres Zustands, in dem Sie eben waren. Kaffee und Fasten passen nicht zusammen. Beim Fasten regt Kaffee nicht an, sondern auf, er bringt das vegetative Nervensystem durcheinander." „Kommt das jetzt bei mir auch noch?", fragt die zweite im Dreierbund. „Das kann, aber muss nicht sein. Wie geht es denn der Dritten?" Ihre Antwort: „Ich habe mich auf der Heimfahrt unterwegs schon übergeben." Jeder Mensch reagiert individuell anders und man kann keine Regel daraus machen. Nachteilig ist es allerdings für jeden, beim Fasten Kaffee zu trinken.

Alle drei tauchten dann beim nächsten Fastenkurs wieder auf und machten genauso freudig mit – ohne Kaffee.

Die Kneipp'sche „Tasse Kaffee"

In einem Fastenkurs hatte ich eine Frau, die morgens – wie auch im täglichen Leben – echte Probleme hat, aus den Federn zu kommen. Ich forderte sie auf, sich doch einen Ruck zu geben und den belebenden Morgengang an frischer Luft mitzumachen. Sie meinte aber, sie brauche eine Tasse Kaffee, um in Schwung zu kommen. Das konnte ich ihr in keiner Weise empfehlen und bot ihr an, ihr einen anregenden kühlen (nicht kalten!) Arm- und Gesichtsguss in der Kneipp-Abteilung angedeihen zu lassen. Sie raffte sich schließlich auf, ich verabreichte ihr die Güsse, worauf sie mit den Worten reagierte: „Das wirkt ja wie eine Tasse Kaffee!" Seitdem empfehle ich bei morgendlicher Schwäche oder einem Durchhänger am Nachmittag diese Kneipp'sche „Tasse Kaffee" ohne jegliche Nebenwirkungen.

Besser sehen ohne Brille

Ein selbstständiger Unternehmer mit 200 Mitarbeitern kam in einen meiner Fastenkurse, um abzuschalten und Impulse für seine Weiterarbeit zu bekommen. Am vierten Fastentag kam er zu mir und beklagte sich, dass er die Zeitung nicht mehr lesen könne. Es erschien ihm alles unscharf und verschwommen. Er fragte, ob dies durch das Fasten kommen könne. Ich schaute ihn an und sah, dass er eine Brille trug. Ich bat ihn, diese Brille abzusetzen, und er war hoch erstaunt, dass er nun die Zeitung klar und deutlich lesen konnte. Das Fasten hatte bei ihm die Sehfähigkeit verbessert. Sein vegetatives Nervensystem hat sich durch das Fasten tonisiert (ausgeglichen), er war zur Ruhe gekommen und entstresst. Solch ein Vorgang hat sehr wohl einen positiven Einfluss auf unsere Sehfähigkeit und Sehschärfe. Bei diesem Herrn hielt diese Verbesserung auch nach seiner Rückkehr in die betriebliche Arbeit noch ca. drei Monate an, um dann wieder nachzulassen. Bei zwei weiteren Fastenseminaren, die er besuchte, hatten wir dasselbe Erlebnis. Aufgrund dieser Beobachtung führe ich seit mehreren Jahren zusammen mit dem ganzheitlichen Augen- und Sehtrainer Wolfgang Hätscher-Rosenbauer Fastenseminare mit sehr gutem Erfolg durch. Er sieht die Ursache für viele Augenprobleme in einer Störung des vegetativen Nervensystem.[s] Seine ganzheitlichen Körperübungen auf er einen und das Fasten auf der anderen Seite ergänzen sich dabei ausgezeichnet und wirken verstärkend.

Migräne ade!
Eine Migräne-Klientin hatte gehört, dass Fasten eventuell bei Migräne helfen könnte. Sie meldete sich in einem Kurs bei mir an und hoffte auf Hilfe. Als ich erfuhr, dass sie bereits seit drei Monaten Migräne hatte und in dieser Zeit starke Schmerzmittel einnahm, war mir klar, dass ich sie bei diesem Fasten für Gesunde nicht mitfasten lassen könnte, ohne dass zuvor die Migräne auch ohne Schmerzmittel in den Griff zu bekommen war.

Als Kneipp-Ausgebildeter bot ich ihr an, mit zehnminütigen heißen Güssen das Problem anzugehen. Im Abstand von zwölf Stunden machte ich ihr zunächst zwei Nacken- und Schultergüsse und als drittes einen abendlichen Lumbalguss (fünfter Wirbel der Lendenwirbelsäule). Dort laufen die Nervenstränge aus den unteren Gliedmaßen mit den oberen zusammen. Während dieses letzten Gusses fragte mich die Klientin: „Was haben Sie da gerade gemacht?" Auf meine Frage, warum sie meint, dass ich etwas Besonderes gemacht hätte, kam prompt die Antwort: „Der Schmerz ist weg, so als wenn Sie einen Schalter umgelegt hätten!" Auch am nächsten Morgen kam der Schmerz nicht wieder und so ließ ich die Frau ins Fasten einsteigen. Sie hatte während der ganzen Fastenwoche keine Beschwerden und fuhr glücklich nach Hause. Trotz ihrer anstrengenden selbstständigen Tätigkeit mit Angestellten berichtete sie mir noch nach zwei Monaten, dass sie seither keine Kopfschmerzen, geschweige denn Migräne, gehabt hätte.

Extrembesteigung
Der eindrucksvolle Erlebnisbericht von der Besteigung des mit 3718 Metern höchsten Bergs Spaniens, des Vulkankegels Teide auf Teneriffa, ist ein krönender Abschluss dieses Kapitels. Er wurde geschrieben von Helge Tosti de Cremoni aus Brüssel, die zum dritten Mal an diesem Fastenseminar auf Teneriffa teilnahm. Ich danke ihr für die Erlaubnis, diese wirklich gelungene Schilderung in dieses Buch, wenn auch gekürzt, mit aufzunehmen!

---

s   Weitere Hinweise unter www.dr-burggrabe.de.

„Der menschliche Körper, welch ein Wunderwerk! Nur wer die Erfahrung selber mitgemacht hat, kann glauben, dass man in Kombination mit einem Fastenkurs am vierten Tag einen 3718 Meter hohen Berg besteigen kann. Die, die so etwas nie erlebt haben, werden wahrscheinlich ungläubig den Kopf schütteln. Unter der Leitung von Hilmar Burggrabe verbrachten wir, eine Gruppe von acht Teilnehmern, zwei Wochen ‚Erlebnisurlaub mit Fasten und Wandern' nach der Methode Fasten für Gesunde nach Buchinger/Lützner auf Teneriffa. Einige sind bereits das dritte oder vierte Mal dabei. Wir werden von Uschi, einer deutschen Wanderführerin, die schon sehr lange auf den Kanaren lebt, begleitet. Sie kennt Land und Leute, Flora und Fauna, die Sprache in- und auswendig. Sie hat ein sonniges Temperament und macht jede Wanderung zu einem wahren Erlebnis. Bereits vor zwei Jahren hatten einige Kursteilnehmer Interesse an einer Teide-Besteigung kundgetan. Seine typische Form, einer Frauenbrust gleichend, erhebt sich majestätisch über die Insel und kann sogar von der entfernt gelegenen Insel La Gomera achtungsgebietend bewundert werden. Eine Kraterbesteigung erfordert eine vorher einzuholende Genehmigung. Ein lobenswerter Umweltschutz! Wir bekamen sie. Sechs Teilnehmer fahren zusammen mit den nicht wandernden Teilnehmern zum Fuße des Teides, etwa 2000 Meter über dem Meeresspiegel hoch, um sich dort bei einer kleineren leichteren zweistündigen Wanderung an die doch sehr dünne Höhenluft zu gewöhnen. Der Himmel wird kobaltblau, die Sonne heiß.

Um 16.30 Uhr erreichten wir den Teide-Einstieg, 2320 Meter über Normalnull und stiefelten los. Nach ca. einer Stunde erreichen wir eine Art Hochplateau, die Montana Blanca. Wir sind wohl so an der 3000-Meter-Grenze. Kein Strauch, kein lebendiges Wesen, Pflanze oder Tier, doch viele Insekten summen durch die Luft. Ansonsten: Mengen von Felsblöcken, Steinen aller Größen und Formen. Dürre, Staub. Es ist alles gespenstisch, erhebend, einmalig.

Um 19.00 Uhr erreichen wir die Hütte: Refugio de Altavista. 3200 Meter über dem Meeresspiegel.

Wir verbringen nach einigen Hüttenerlebnissen eine lange schlaflose Nacht. Um 5.30 Uhr stehen wir gewappnet vor der Tür. Nicht die empfindliche Morgenfrische verschlägt uns den Atem. Nein, es ist das Firmament. Ein Sternenmeer, nein ein Ozean voller Sterne, tausende, Millionen. Sie glitzern, sie funkeln. Manche zum Greifen nahe, andere nur ein Hauch. Die Milchstraße mit zahllosen Zufahrtsstraßen, die man normalerweise kaum wahrnehmen kann. Eine Sternschnuppe nach der anderen. Diesen Eindruck und Anblick werden wir nie vergessen.

Doch der Teide ruft, wir müssen die letzte Etappe angehen. Schließlich erreichen wir die Bergstation, 3400 Meter hoch. ‚Sollen wir nun noch die letzten 300 Meter auf den Krater?' Unsere Kräfte sind wirklich fast am Nullpunkt angelangt. Ja doch, entscheiden sich die meisten. Der Pfad wird immer schmaler, Felswände auf der einen Seite, Abgrund auf der anderen. Der Wind fängt an, kräftig zu peitschen. Schwefelgerüche beginnen in unserer Nase zu kitzeln. Dann stehen wir am Kraterrand. Rauchschwaden steigen, wenn auch klein, aber kochend heiß, überall aus der Lava. Eine wunderbare Gelegenheit, unsere klammen Hände zu wärmen. Wir setzen uns hinter einen windgeschützten Felsen und haben einen wunderbaren freien Blick über Teneriffa, La Gomera und einige andere Kanarische Inseln. Wir sind so stolz auf uns! Nicht nur haben wir den 3718 Meter hohen Gipfel erstiegen – wir haben dieses Unterfangen auch während einer strikten Fastenwoche erfolgreich gemeistert.

Der tiefere Sinn dieser Geschichte ist nicht, dass wir die 3718 Meter bestiegen haben, obwohl diese Tatsache allein schon ein Lob verdient. Nein, das für Nichtkenner kaum Glaubbare ist, dass eine solche Leistung während einer Fastenkur unter sachkundiger Leitung möglich ist. Ein wunderbarer Beweis dafür, dass Fasten für Menschen in gutem gesundheitlichem Allgemeinzustand nicht nur positiv ist, sondern die körperlichen Energien sogar steigern kann.

Abschließend erlaube ich mir einen ganz persönlichen Kommentar: Fasten empfinde ich als einen für Körper und Seele optimalen Gewinn. Vor allem in Kombination mit einer relativ herausfordernden körperlichen Tätigkeit. Das Wichtigste an einem erfolgreichen Fastenkurs sehe ich jedoch in der Persönlichkeit des Fastenleiters: Sachkenntnis, Einfühlungsvermögen in die bunt zusammengewürfelte Teilnehmergruppe, Humor und wenn nötig eine gewisse Strenge. Meine Teilnahme an drei Kursen auf den Kanarischen Inseln betrachte ich, ohne Vergleichsmöglichkeiten zu haben, als große Bereicherung. Fasten-Wandern – für mich ein nicht zu versäumendes positives und bereicherndes Erlebnis mit Nachhaltigkeit."

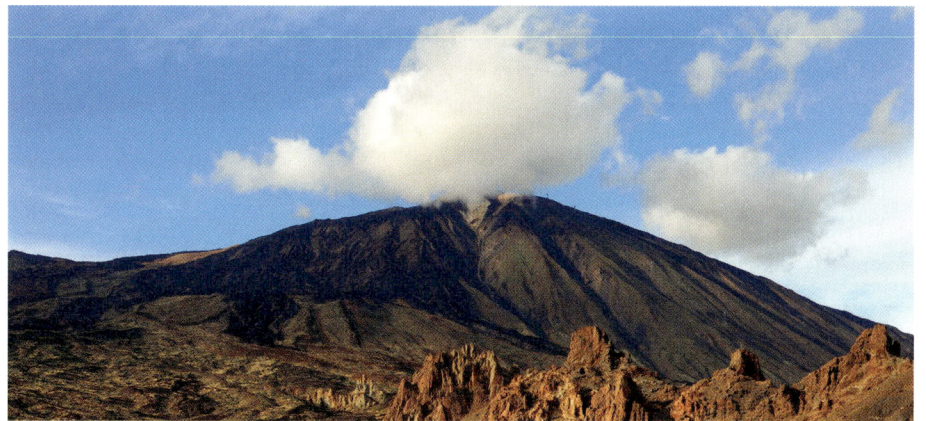

■ Stichwortverzeichnis

■ Literaturverzeichnis

1 AOK Gesundheitstipps von A–Z: Die Kur daheim – gesund ohne Chemie

2 Bachmann, R./Schleinkofer, G.: Die Kneipp-Wassertherapie (Trias, Stuttgart)

3 Bachmann, R./Schleinkofer, G.: Natürlich gesund mit Kneipp (Trias, Stuttgart)

4 Batmangheliej, S.: Wasser – die gesunde Lösung (VAK, Kirchzarten)

5 Brombacher, J.: Ökonomische Analyse des Einkaufsverhaltens bei einer Ernährung mit Produkten des ökologischen Landbaus (Landwirtschaftsverlag, Münster)

6 Buchinger, A./Lindner, B.: Original Buchinger Heilfasten (Haug, Stuttgart)

7 Buchinger, M.: Heilfasten – Die Buchinger Methode (dtv, München)

8 Buchinger, M.: Heilfasten ist nicht Hungern (Trias, Stuttgart)

9 Buchinger, O.: Das Heilfasten und seine Hilfsmethoden als biologischer Weg (Hippokrates, Stuttgart)

10 Burggrabe, H.: Fit durch Fasten (Foliensatz mit begleitendem Text; DRV, Oberursel)

11 Burggrabe, H./Gronau, H.: Vollkorn, Schrot und Mühlen (Hädecke, Weil der Stadt)

12 Burggrabe, H./Strauß, M.: Trinkwasser & Säure-Basen-Balance (NaturaViva, Weil der Stadt)

13 Burggrabe, H./Gronau, H.: Augen auf beim Nahrungsverzehr – Ein Blick hinter die Kulissen unserer Essgewohnheiten (Bionativ, Winnenden)

14 Busse, T.: Die Einkaufsrevolution – Konsumenten entdecken ihre Macht (Blessing, München)

15 Busse, T.: Die Ernährungsdiktatur – Warum wir nicht länger essen dürfen, was uns die Industrie auftischt (Blessing, München)

16 Club of Rome/Dieren, W. (Hrsg.): Mit der Natur rechnen – Der neue Club-of-Rome-Bericht (Birkhäuser, Basel)

17 Cremer, H.-D.: Die große Vitamin- und Mineralstofftabelle (Gräfe & Unzer, München)

18 Cremer, H.-D.: Die große Nährwerttabelle (Gräfe & Unzer, München)

19 Dahlke, R./Ehrenberger, D.: Wege der Reinigung (Hugendubel, München)

20 Dahlke, R.: Das große Buch vom Fasten (Goldmann, München)

21 Daten des Gesundheitswesens: Schriftenreihe des Bundesministeriums für Gesundheit (Nomos, Baden-Baden)

22 Deutsche Gesellschaft für Ernährung (DGE): 10 Regeln für eine gesunde Ernährung (DGE, Bonn, www.DGE.de)

23 Dittrich, K./Leitzmann, C.:
Bioaktive Substanzen –
Neuentdeckte Wirkstoffe
für die Gesundheit (Trias,
Stuttgart)

24 Durning, A.B./Brough, H.B.:
Zeitbombe Viehwirtschaft
(Wochenschau Verlag,
Schwalbach)

25 Ernährungs Forum: Nutrition
Letter 9/2005 (Unilever
Deutschland, Hamburg)

26 ExpertInnen-Gruppe der
AGHE (Ärztegesellschaft
Heilfasten und Ernährung
e.V.): Leitlinien zur Fasten-
therapie (European Society
for Classical Natural
Medicine, Überlingen)

27 Fahrner, H.: Fasten als
Therapie (Hippokrates,
Stuttgart)

28 Faulstich, P.: Mein Weg zum
Wohlfühlgewicht
(Schlütersche, Hannover)

29 Grimm, H.U.: Die Suppe lügt
(Klett-Cotta, Stuttgart)

30 Hätscher-Rosenbauer, W.:
Besser sehen (Gräfe & Unzer,
München)

31 Kneipp, S.: So sollt Ihr Leben
(Englisch, Wiesbaden)

32 Kneipp, S.: Meine Wasserkur
(Englisch, Wiesbaden)

33 Kneipp, S.: Ratgeber für
Gesunde und Kranke
(Englisch, Wiesbaden)

34 Kneipp, S.: Mein Testament
für Gesunde und Kranke
(Englisch, Wiesbaden)

35 Kofrànyi, E./Wirths, W.:
Einführung in die Ernährungs-
lehre (Umschau, Neustadt)

36 Koerber, K.v./Männle, T./
Leitzmann, C.: Vollwert-
Ernährung – Konzeption
einer zeitgemäßen
Ernährungsweise (Haug,
Stuttgart)

37 Kraske, E.-M.: Wie neu gebo-
ren durch Säure-Basen-
Balance (Gräfe & Unzer,
München)

38 Krauß, H.: Physiotherapie zu
Hause (VEB Volk und
Gesundheit, Berlin)

39 Kuhn, Chr.: Heilfasten
(Herder, Freiburg)

40 Leitzmann, C./Hahn, A.:
Vegetarische Ernährung
(Eugen Ulmer, Stuttgart)

41 Leitzmann, C./Kellner, M.:
Vegetarische Ernährung
(UTB, Stuttgart)

42 Lischka, E./Lischka, N.:
Fasten mit Obst- und
Gemüsesäften (Falken,
Niedernhausen)

43 Lützner, H.: Wie neu geboren
durch Fasten (Gräfe & Unzer,
München)

44 Lützner, H.: Fasten- und
Ernährungstherapie (Books
on Demand, Norderstedt)

45 Lützner, H./Million, H.:
Richtig essen nach dem
Fasten (Gräfe & Unzer,
München)

46 Mohr, K.: Naturheilkunde für
den Alltag (reform rund-
schau, Oberursel)

47 Müller, P.: Mach's Dir leicht!
Leib und Seele entrümpeln –
Ein Fastenführer (Kösel,
München)

48 N.N.: Volksdroge Zucker
(Stern, 15/2011, Hamburg)

49 Öko-Institut (Hrsg.):
Globalisierung in der Speise-
kammer – Auf der Suche
nach einer nachhaltigen
Ernährung (Band 2: Land-
wirtschaft und Ernährung im
unternationalen Kontext;
Öko-Institut, Freiburg)

50 Rifkin, J.: Das Imperium
der Rinder
(Campus, Frankfurt/Main)

51 Robbins, J.: Ernährung für
ein neues Jahrtausend
(Hans Nietsch, Wiesbaden)

52 Schlieper, C.A.: Ernährung
heute (Dr. Felix Büchner-
Verlag, Hamburg)

53 Schmiedel, V. (Hrsg.):
Ganzheitliche Diätetik –
Ernährungsformen,
Heilfasten, Orthomolekulare
Medizin (Urban und Fischer,
München)

54 Schönberger, Th.: Studien
mit Vegetariern – ein
Überblick (VEBU, Hannover)

55 Souci, S./Fachmann, W./
Kraut, H.: Der kleine Souci/
Fachmann/Kraut –
Lebensmitteltabelle für die
Praxis (WVG, Stuttgart)

56 Spitzmüller, E.M./Pflug-
Schönfelder, K./Leitzmann,
C.: Ernährungsökologie –
Essen zwischen Genuss und
Verantwortung (Haug,
Stuttgart)

57 Strahm, R.H.: Warum wir so
arm sind – Arbeitsbuch zur
Entwicklung der
Unterentwicklung in der
Dritten Welt (Hammer,
Wuppertal)

58 Thomas, B.: Vollkorn bietet
mehr (Diaita Verlag, Bad
Homburg)

59 transGEN Datenbank:
Leitfaden Kennzeichnung
(www.transgen.de)

60 Vogtmann, H.: Ökologischer
Landbau – Landwirtschaft
mit Zukunft (Pronatura,
Stuttgart)

61 Wacker, S.: Basenfasten plus
– Mit Schüßlersalzen sanft
entsäuern (Haug, Stuttgart)

62 Wassermann, D.:
Toxikologisches Institut der
Christian-Albrechts-
Universität, Kiel

63 Weber, M./Küllenberg, B.:
Die Typgerechte Ernährung
(Südwest, München)

64 Wilhelmi di Toledo, F.:
Buchinger Heilfasten – das
Original (Trias, Stuttgart)

65 Wilhelmi di Toledo, F.:
Buchinger Heilfasten – Ein
Erlebnis für Körper und Geist
(Trias, Stuttgart)

■ Bildnachweis

Austria Bio Garantie, Enzensfeld/Österreich: Seite 140 3. Zeile links
Bio Austria, Wien/Österreich: Seite 140 3. Zeile Mitte
Biokreis e.V., Passau: Seite 140 1. Zeile rechts
Bioland e.V., Mainz: Seite 140 1. Zeile 2. von links
Biopark e.V., Güstrow: Seite 140 2. Zeile Mitte
Bio Suisse, Basel/Schweiz: Seite 140 3. Zeile rechts
Bundesanstalt für Landwirtschaft und Ernährung, Bonn: Seite 140 unten rechts
Demeter e.V., Darmstadt: Seite 140 1. Zeile links
Eschenfelder GmbH, Hauenstein: Seite 61
Europäische Kommission, Brüssel: Seite 140 unten links
Gäa – Vereinigung ökologischer Landbau e.V.: Seite 140 2. Zeile links
Julia Graff, Design & Produktion: Seite 10, 11, 89, 119, 134, 142, 161, 166
iStockphoto: Seite 9 (isidor stankov), 33 und Umschlagrückseite 2. von links (Heike Kampe), 37 (Lydia Goolia), 43 (4X-image), 45 (ZoneCreative), 47 (ranplett), 51 (infrontphoto), 53 links (Scott Cramer), 53 Mitte (Hengfin Li), 53 rechts (Paul Johnson), 54 (Christine Glade), 55 (sndr), 56 (Magdalena Kucova), 57 (CGissemann), 58 (Simone Howden), 59 (Joshua Hodge Photography), 60 (ganzoben), 63 (SVETLANA KOLPAKOVA), 64 (Sally Scott), 67 (Marek Uliasz), 68 (Lauri Patterson), 69 (Eileen Groome), 70 (Michael Luhrenberg), 71 (FotoLounge), 75 und Umschlagrückseite 2. von rechts (Angelika Schwarz), 76 links (Merlin Farwell), 76 Mitte (julichka), 76 rechts (Ruud de Man), 77 links und Umschlagrückseite rechts (hsvrs), 77 Mitte (Andreas Kaspar), 77 rechts (Katie West), 80 links (Carlos Gawronski), 80 Mitte (Dimitri Zimmer), 80 rechts (fotolinchen), 83 links (james boulette), 83 rechts (Waltraud Ingerl), 84 (gehringj), 86 links (konradlew), 86 rechts (Alexander Smushko), 91 links und Umschlagrückseite links (kzenon), 91 rechts (Crisma), 97 (Chris Kryzanek), 116 (Heike Rau), 125 unten von links nach rechts (CW03070, Dawn Roberts, marian Pentek, LazingBee), 125 rechts von oben nach unten (narcisa, BasieB, Ulrike Neumann), 142 (Christoph Hudson), 150 oben links (Marek Minch), 150 oben rechts (Lew Robertson), 150 Mitte (Matthew Antonino), 150 unten (Martina Berg), 152 (Smileus), 157 (Robert Anthony), 163 (Bill Noll), 168 links (Olga Nayashkova), 168 Mitte (joanna wnuk), 168 rechts (Chikei Yung), 183 (kali9), 193 (Kevin Eaves)
KAGfreiland, St. Gallen: Seite 140 2. Zeile rechts
Klinik Buchinger Raimund Wilhelmi GmbH, Überlingen: Seite 7
Kneipp-Bund e.V. (www.kneippbund.de): Seite 109
Kneipp Kurbetriebe der Marienschwestern Aspach – Bad Kreuzen – Bad Mühllacken/Österreich: Seite 112
Naturland Verband für ökologischen Landbau e.V., Gräfelfing: Seite 140 1. 2. Zeile von rechts
Walter Pfisterer, Stuttgart: Seite 165
UGB Beratungs- und Verlags-GmbH, Wettenberg: Seite 146

■ Über den Autor

Dr.-Ing. Hilmar Burggrabe studierte Ingenieurwissenschaften und war danach in Forschung und Lehre an den Universitäten Stuttgart und als Gastprofessor in Rangun (heute: Yangon) in Birma (heute: Myanmar) tätig. Seit 1978 engagiert er sich hauptsächlich im Bereich der gesundheitlichen Aufklärung als Partner für Gesundheitsbildung. Er ist tätig als freiberuflicher Ernährungs- und Diätberater, arbeitet zudem journalistisch und als Lehrbeauftragter, Dozent und Trainer im Bereich der klassischen Naturheilverfahren und in den Bereichen Typgerechte Vollwert-Ernährung, Fasten (Fastenleiter und Fastenleiterausbilder), Saure-Basen-Balance, Wasser und Kneipp'sche häusliche Gesundheitspflege. Er berät außerdem Hotels, Restaurants und Naturheilkliniken sowohl im Bereich der Konzeptentwicklung und Mitarbeiterschulung als auch bei den dazu notwendigen baulichen Einrichtungen. Bekannt wurde er durch zahlreiche Buch- und Fachveröffentlichungen sowie Rundfunk- und Fernsehsendungen.

Näheres über seine Arbeit und Publikationen ist im Internet unter www.dr-burggrabe.de nachzulesen.

■ Leserservice

Haben Sie nach der Lektüre des Buches noch Fragen an den Autor oder Anregungen an den Verlag? Wir freuen uns darauf! Schreiben Sie uns, damit wir in einen interessanten Dialog treten können. Außerdem informieren wir Sie gerne über die neuesten Bücher zum Thema „natürliche Gesundheit" und lassen Ihnen über unseren Leserservice unverbindlich Adressen von Anbietern zu Fastenangeboten und zu den im Buch genannten Hilfsmitteln zukommen.

Leserservice im Fit fürs Leben Verlag
NaturaViva Verlags GmbH
Postfach 1230
D-71256 Weil der Stadt
Fax +49 (0)7033 1380817

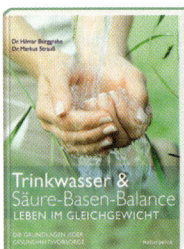

Grundlagen, Verbrauchertipps und praktische Hinweise: Das richtige Wasser ist neben der gesunden Ernährung grundlegend für unsere Gesundheit und bereits in der Vorsorge von größter Bedeutung. Eng verknüpft damit ist ein ausgeglichenes Säure-Basen-Gleichgewicht. Viele Krankheitssymptome sind auf einen übersäuerten Körper zurückzuführen. Wie man dies messen und was jeder dagegen tun kann, welche Lebensmittel hier optimal gegensteuern können, zeigt dieser praktische Ratgeber.

Trinkwasser & Säure-Basen-Balance – Leben im Gleichgewicht
von Dr. Hilmar Burggrabe und Dr. Markus Strauß mit basisch wirkenden Rezepten von Hermine Gronau, 160 Seiten mit 108 Farbabbildungen, Hardcover, ISBN 978-3-935407-05-2

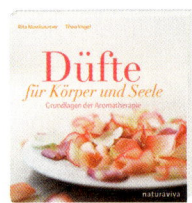

Die 48 wichtigsten ätherischen Öle in einem Grundlagenwerk zur Aromatherapie mit Tipps für Einsteiger und ausführlichen Pflanzenportraits für die tägliche Praxis. Der Geruchsinn – als einziger unserer Sinne direkt mit dem Gehirn verbunden – spielt für unser seelisches Gleichgewicht und unsere Gesundheit eine wichtige Rolle: Diese Chance nutzt die Aromatherapie und sorgt mit ätherischen Ölen, von denen einige sogar antibakteriell und keimtötend wirkend, für Wohlbefinden, Ausgeglichenheit und Gesundheit. Anwendungsmöglichkeiten der heilenden Wohlgerüche und Wirkungen werden vorgestellt.

Düfte für Körper und Seele – Grundlagen der Aromatherapie
von Rita Nussbaumer und Theo Vogel mit Aquarellen von Antonius Conte
157 Seiten mit 40 Aquarellen und 52 Fotos, Hardcover, ISBN 978-3-935407-03-8

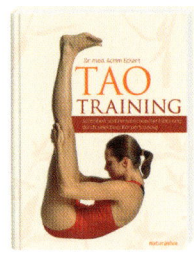

Mentale und körperliche Fitness durch ganzheitliches, zeitsparendes und effektives TAO-Training! Die chinesische Philosophie des Taoismus betrachtet Körper und Seele als Einheit. Daher verändern sich Denken, Verhalten und emotionale Reaktionsmöglichkeiten, wenn wir den Körper trainieren und ihm andauerndes Wohlgefühl verschaffen – und umgekehrt. Jedes Organ und jeder Muskel haben psychologische Funktionen; wenn das Organ vitaler ist, verbessern sich auch die ihm zugeordneten emotionalen und intellektuellen Fähigkeiten. Über die Auflösung von tiefsitzenden Verspannungen und die Korrektur von Fehlhaltungen erhält jeder Körper somit eine schönere Form.

TAO-Training
Schönheit und Persönlichkeitsentwicklung durch selektives Körpertraining
von Dr. med. Achim Eckert, 272 Seiten, 186 Fotos und 52 Zeichnungen, Hardcover, ISBN 978-3-935407-07-6

Erhältlich im Buchhandel oder direkt in der NaturaViva Verlags GmbH!